Nadine Berling-Aumann, Adji Widjaja

Schilddrüsenerkrankungen

Unterstützende Therapien aus der Naturheilkunde

NATURHEILKUNDE FUNDIERT

Nadine Berling-Aumann, Adji Widjaja

Schilddrüsenerkrankungen

Unterstützende Therapien aus der Naturheilkunde

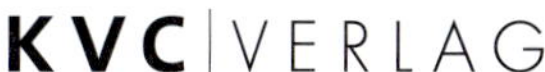

KVC Verlag
NATUR UND MEDIZIN e. V.
Am Deimelsberg 36, 45276 Essen
Tel.: (0201) 56305 70, Fax: (0201) 56305 60
www.kvc-verlag.de

Berling-Aumann, Nadine; Widjaja, Adji
Schilddrüsenerkrankungen – Unterstützende Therapien aus der Naturheilkunde

Wichtiger Hinweis: Für Angaben über Dosierungsanweisungen und Applikationsformen kann vom Verlag keine Gewähr übernommen werden. Jede Dosierung oder Applikation erfolgt auf eigene Gefahr des Benutzers. Geschützte Warennamen (Warenzeichen) werden nicht besonders kenntlich gemacht.

ISBN 978-3-96562-015-5

Fotos: Nadine Berling-Aumann
Gestaltung: eye-d Designbüro, Essen
Druck: Margreff Druck, Essen

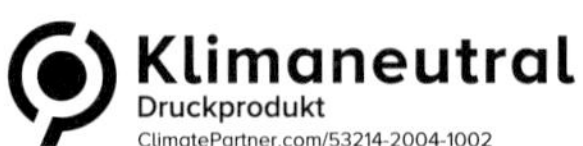

Einleitung: Über dieses Buch

Nahezu jeder kennt einen oder mehrere Menschen, die von einer Erkrankung der Schilddrüse betroffen sind – sei es in der Verwandtschaft, dem Kollegium oder im Freundes- und Bekanntenkreis. In der Tat sind Schilddrüsenerkrankungen kein seltenes Phänomen: In Deutschland ist etwa jeder dritte Mensch im Alter zwischen 18 und 65 Jahren davon betroffen.

Mediziner und andere Wissenschaftler haben in den vergangenen 100 Jahren großartige Entdeckungen gemacht, die vielen Menschen mit Schilddrüsenerkrankungen nicht nur zu einer besseren Lebensqualität verholfen haben, sondern auch vielen das Leben retteten. Die „Entdeckung" des Schilddrüsenhormons Thyroxin 1914/15 und die anschließende synthetische Herstellung von Thyroxin als Arzneimittelwirkstoff gehören mit großer Sicherheit dazu. Bis heute nimmt dieses Hormon den wohl wichtigsten Stellenwert in der Therapie von vielen Schilddrüsenerkrankungen ein.

Bei allen Errungenschaften, die die Schulmedizin hervorgebracht hat, gibt es zahlreiche Patienten, die trotz schulmedizinischer Therapie unter Beschwerden leiden. Schätzwerten zufolge ist etwa jeder Zehnte hiervon betroffen.

An dieser Stelle setzt dieses Buch an: Es kombiniert schulmedizinisches Fachwissen mit den aktuellen Erkenntnissen der Naturheilkunde. Denn bestehen trotz optimaler Schilddrüsenwerte weiterhin Beschwerden, wünschen sich Betroffene oft eine natürliche Lösung ihrer Probleme. Dieser Fragestellung widmen sich die Autoren in diesem Buch.

Der Privatdozent Dr. med. A. Widjaja ist Endokrinologe (Facharzt für hormonelle Krankheiten) und arbeitet seit vielen Jahren erfolgreich in eigener Praxis unter anderem zu Schilddrüsenerkrankungen. Bis Ende 2017 hat er mit Frau Dr. rer. medic. Nadine Berling-Aumann zusammengearbeitet, die seitdem hauptberuflich als Wissenschaftsautorin arbeitet. Sie ist zudem Expertin für Ernährung, Orthomolekularmedizin und Naturheilkunde.

Zu Beginn dieses Buchprojektes waren wir überrascht darüber, wie wenig Literatur zum Thema Schilddrüse und Naturheilkunde existiert. Wir haben es uns zur Aufgabe gemacht, das vorhandene Wissen zur Schilddrüse und den häufigsten Schilddrüsenerkrankungen zu systematisieren. Dabei geht es um Prävention, Beschwerdelinderung und die Beseitigung von Beschwerden.

Neben der Beschreibung der schulmedizinischen Therapie erläutern wir die aktuelle Studiensituation zur Naturheilkunde und liefern Antworten auf wichtige Fragen wie: Was kann ich bei ständiger Müdigkeit durch die Schilddrüsenunterfunktion tun? Wie kann ich meine Darmprobleme lösen? Kann den Beschwerden ein Mangel an Vitaminen oder Mineralstoffen zugrundeliegen? Was hilft bei Heiserkeit und Kratzen im Hals? Welche Heilpflanze lindert ständiges Schwitzen? Gibt es Substanzen aus der Natur, die meine Krankheit aufhalten können?

Der erste Teil des Buches ist Wissenswertem über die gesunde Schilddrüse gewidmet: dem Aufbau und den Funktionen der Schilddrüse, ihren Wirkungen auf den Körper und die Psyche, den komplexen Vorgängen zwischen Gehirn und Schilddrüse. Zentral ist auch die Fragestellung danach, welche Stoffe die Schilddrüse produziert und wie sie dies tut. Sie erfahren, welche Einflüsse zum Erhalt der Schilddrüsengesundheit beitragen können und warum ein Mangel an bestimmten Spurenelementen und Vitaminen einen Einfluss auf die Gesundheit haben können.

Im zweiten Teil des Buches werden die wichtigsten Untersuchungsmethoden erklärt. Sie erfahren zusammenfassend, welche Untersuchungen eine Ärztin oder ein Arzt durchführt, um eine Diagnose zu stellen und was genau untersucht wird.

Der dritte und umfangreichste Teil dieses Werks ist der kranken Schilddrüse gewidmet. Neben Erklärungen zu den wichtigsten Erkrankungen der Schilddrüse und der notwendigen konventionellen Therapie erfahren Sie, wie Sie mithilfe naturheilkundlicher Verfahren die Gesundheit der Schilddrüse fördern können. In diesem Teil finden Sie außerdem zahlreiche Rezeptvorschläge, mit denen Sie Beschwerden einer Schilddrüsenfehlfunktion lindern können.

Wir wünschen den Leserinnen und Lesern eine anregende Entdeckungstour mit interessanten Erkenntnissen für eine gute Gesundheit.

Kapitel 1: Hintergrund und Wissenswertes

Seit der Entdeckung der Schilddrüse forschen Ärzte wie Endokrinologen und Nuklearmediziner zu den Stoffwechselvorgängen, die mit ihr zusammenhängen. Endokrinologen und Nuklearmediziner beschäftigen sich mit der Lehre, Diagnostik und Therapie von Hormonen.

Lebenslange Leistung

Welche Bedeutung der Schilddrüse zukommt, wird schnell klar, wenn man den Lebenszyklus eines Menschen von Anfang an betrachtet. Denn wenn die Schilddrüsenfunktion eines Embryos gestört ist, hat das schwerwiegende Folgen, und zwar ein Leben lang. Menschen, die mit einer schweren Störung der Schilddrüse auf die Welt kommen, können ihr Leben kaum eigenständig gestalten. Denn die Schilddrüse steuert unter anderem die mentale Leistungsfähigkeit und die körperliche Entwicklung.

Auch im Kindesalter sind die Funktionen der Schilddrüse von herausragender Bedeutung. Sie ist unersetzlich für die Gehirnweiterentwicklung und das körperliche Wachstum, einschließlich des Knochenwachstums.

Darüber hinaus übt die Schilddrüse ihre wichtigen Funktionen ein Leben lang aus. Sie beeinflusst die Temperaturregulation, den Energieumsatz und die Nahrungsverwertung, um nur einige Beispiele zu nennen. Dabei erfüllen die Schilddrüsenhormone sehr spezielle Aufgaben und Funktionen. Sie beeinflussen unter anderem die Gesundheit des Menschen, koordinieren zahllose biochemische Prozesse und nehmen Einfluss auf das körperliche und seelische Wohlbefinden.

Die Schilddrüse ist damit für das Gleichgewicht des gesamten Stoffwechsels von herausragender Bedeutung.

Geschichtliches: Die „Entdeckung" der Schilddrüse

Bereits zum Beginn des 16. Jahrhunderts wurde die Schilddrüse erstmals gezeichnet: von keinem geringeren als Leonardo da Vinci. Anatomische Untersuchungen waren zu dieser Zeit in Europa verboten, sodass er illegal Leichen von Friedhöfen entwendete und dann obduzierte. So fertigte er seine berühmten anatomischen Studien an.

Im selben Jahrhundert, genauer im Jahr 1543, erschien in Basel das Anatomiebuch *De Humani Corporis Fabrica*, zu Deutsch „Über den Bau des menschlichen Körpers". Verfasst hat es der flämische Arzt Andreas Vesalius, einer der Begründer der modernen Anatomie. In seinen Aufzeichnungen beschrieb er die Schilddrüse als eine Mandel, die an der Luftröhre befestigt ist. Seinen Namen und den bis heute gültigen wissenschaftlichen Namen *Glandula thyreoidea* bekam das Organ jedoch erst rund 100 Jahre später durch den englischen Arzt Thomas Wharton. „Glandula" bedeutet „Drüse" und „thyreoidea" „unterhalb des Schildknorpels". Damit war der Name des wichtigen Organs gefunden.

Kapitel 2: Aufbau und Aufgaben der Schilddrüse

Gestalt, Größe, Gewicht

Die Schilddrüse, in der Fachsprache *Glandula thyreoidea* genannt, ist ein kleines hormonproduzierendes Organ, das sich am Hals unterhalb des Kehlkopfes und vor sowie auf beiden Seiten der Luftröhre befindet. Sie befindet sich in unmittelbarer Nähe des Stimmbandnervs.

Rein äußerlich erinnert die Form der Schilddrüse an einen Schmetterling: Sie besteht aus zwei Lappen, die über einen Steg miteinander verbunden sind. Die Schilddrüse ist etwa Daumengroß und wiegt zwischen 15 und 20 g. Verglichen mit anderen Organen ist selbst die gesunde Schilddrüse also eher klein. Gleichzeitig ist sie die größte endokrine Drüse im menschlichen Körper. Endokrin bedeutet, dass die von der Schilddrüse produzierten Hormone direkt ins Blut abgegeben werden.

Hinter jedem Seitenlappen liegt oben und unten in der Regel je eine sogenannte Nebenschilddrüse. Die vier Nebenschilddrüsen haben die Größe eines Reiskornes und bilden das Parathormon. Dieses Hormon steuert die Konzentration von Kalzium und anderen Spurenelementen im Körper. Kalzium ist wichtig für Nerven und Muskeln sowie für den Knochenstoffwechsel. Etwa 90 Prozent der Menschen haben vier Nebenschilddrüsen. Die anderen haben entweder weniger oder mehr Nebenschilddrüsen.

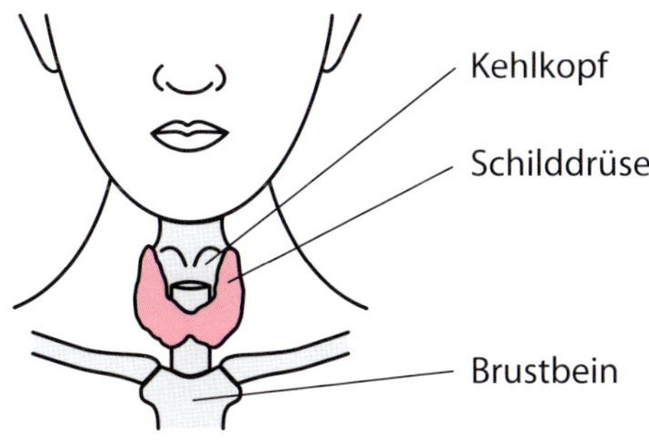

Abbildung 1: Lage, Gestalt und Größe der Schilddrüse

Der Feinbau der Schilddrüse und die Bedeutung von Jod

Ebenso faszinierend wie die äußere Erscheinungsform der Schilddrüse ist ihr Feinbau. Bei näherer Betrachtung fallen vor allem die unzähligen Blutgefäße innerhalb des Organs auf. Die vielen Blutgefäße sind notwendig, da die Drüse ihre Hormone in die Blutbahn abgeben muss. Mit anderen Worten: Jede Schilddrüsenzelle benötigt ihren eigenen Zugang zu den feinen haarähnlich aussehenden Blutgefäßen, den Kapillaren, durch die ein Stoffaustausch ermöglicht wird. Denn neben der Abgabe von Schilddrüsenhormonen in den Blutkreislauf dienen diese Blutgefäße auch der Aufnahme des Spurenelements Jodid. Jodid kann nur über die Nahrung aufgenommen werden und ist für die Funktion der Schilddrüse von wesentlicher Bedeutung. Von Jodid beziehungsweise Jod wird weiter unten noch ausführlicher die Rede sein.

Zusätzlich zu dem verzweigten Wegenetz aus Blutgefäßen ist die Schilddrüse aus kleinen Zellgruppen aufgebaut, die ihrer Gestalt nach ein bisschen an Golfbälle erinnern. Diese Zellen schließen sich in Hüllen zusammen, die als Follikel bezeichnet werden. Dabei bilden die Zellen Hohlräume aus, in denen die komplexe Herstellung der Schilddrüsenhormone stattfindet, genannt Schilddrüsenhormonbiosynthese. Mehr zur Schilddrüsenhormonbiosynthese erfahren Sie im nächsten Kapitel.

Welche Bedeutung die Schilddrüse für die Entwicklung vieler Lebewesen besitzt, lässt sich beispielsweise an der Entwicklung von Fröschen verdeutlichen, denn nicht nur Menschen besitzen eine Schilddrüse. Laicht ein Frosch in einem Gewässer ohne Jodid, so entwickeln sich zwar Kaulquappen, sie verbleiben aber im ewigen Larvenstatus, da sie für ihre Weiterentwicklung und Transformation zum Frosch Jod benötigen.

Was aber ist der Unterschied zwischen Jod und Jodid?

Jod (fachsprachlich Iod) ist ein essentielles Spurenelement. Das bedeutet, dass es vom Körper selbst nicht hergestellt werden kann und über Lebensmittel zugeführt werden muss. Jod ist von Natur aus an ein Salz gebunden. In Lebensmitteln kommt es daher in gebundener Form vor, die als Jodid (fachsprachlich Iodid) bezeichnet wird. Erst im Körper wird das Jod vom Jodid herausgetrennt und kann verwendet werden.

Schilddrüsenhormonbiosynthese

Hinter dem sperrigen Ausdruck Schilddrüsenhormonbiosynthese verbirgt sich ein chemischer Prozess, der die Herstellung oder Produktion der Hormone innerhalb der Schilddrüse beschreibt. Im folgenden Text ist ein Exkurs in die Chemie und die Physiologie notwendig, damit die anschließenden Kapitel besser nachvollziehbar sind.

Im Chemielabor

In der Schilddrüse geht es wie in einem Chemielabor zu: Es werden Stoffe produziert, andere hinzugefügt, und am Ende entstehen einzigartige Substanzen, die jede für sich eine eigene Wirkung haben. Bezogen auf die Produktion von Schilddrüsenhormonen kann man sich dazu am besten die oben beschriebenen vielen kleinen golfballähnlichen Zellen vorstellen, die von einer Hülle umgeben sind, sich also in einem Follikel befinden. Von diesen Zellen wird im ersten Schritt ein Protein in den Hohlraum abgegeben, das Thyreoglobulin, kurz TG. Ein Bestandteil des TGs ist die Aminosäure Tyrosin, die wichtig für die Bildung der Schilddrüsenhormone ist.

Jod, Selen und Wasserstoffperoxid

Im nächsten Schritt bringen die Zellen das Spurenelement Jod, das sie über die Blutbahn aufnehmen, in diesen Hohlraum. Mit Hilfe von Enzymen, Stoffen, die eine chemische Reaktion beschleunigen, wird nun in das Protein Thyreoglobulin Jod eingebaut. Von außen betrachtet läuft dieser Vorgang ziemlich spektakulär ab. Denn in dem Prozess bilden die Schilddrüse oder besser gesagt Enzyme wie die Thyreoperoxidase selbst Wasserstoffperoxid, eine Chemikalie, die unter anderem bleichend wirkt. Keine Sorge: Durch die sehr gute Durchblutung der Schilddrüse bleibt das gesunde Organ vor negativen Folgen durch das Wasserstoffperoxid geschützt.

Aber nicht nur die Durchblutung der Schilddrüse ist am Abbau des Wasserstoffperoxids beteiligt, sondern zusätzlich das Spurenelement Selen. Selen ist wie Jodid essenziell und muss über die Nahrung aufgenommen werden.

Aber wozu bildet die Schilddrüse überhaupt Wasserstoffperoxid? Wasserstoffperoxid verändert die chemische Struktur des mit der Nahrung aufgenommenen Jodids und reduziert es zu Jod. Das ist wichtig, denn jetzt kann das Jod das Tyrosin aus dem Protein TG an sich binden.

Die Bildung der Schilddrüsenhormone

Am Ende dieses Prozesses steht die Bildung des Schilddrüsenhormons Thyroxin, kurz T4. Gleichzeitig entstehen kleinere Mengen des chemisch aktiven Hormons Trijodthyronin, T3. Ein Unterschied zwischen T4 und T3 besteht darin, dass T4 vier Jodatome und T3 drei Jodatome hat. 90 Prozent der Schilddrüsenhormone werden als Vorläuferhormon T4 gebildet und 10 Prozent als T3, das aktive Hormon. In der Leber wird der größte Teil von T4 in die hormonaktivere Form T3 umgewandelt.

Damit aber noch nicht genug: Die Schilddrüse dient nicht nur als Produktionsstätte wichtiger Hormone, sondern sie fungiert auch als Speicher. Beide Jodverbindungen, T4 und T3, werden auf Vorrat produziert, der bis zu drei Monate anhält. Diese Eigenschaft ist nicht nur evolutionsgeschichtlich wertvoll, sondern ebenso Tag für Tag für alle Regelkreisläufe im menschlichen Körper von großer Bedeutung. Denn würde es nicht zu einem genau dosierten Angebot von Schilddrüsenhormonen kommen, hätte das Folgen, die beispielsweise von Hitze- und Kältewallungen über Herzrasen und reduzierter Herztätigkeit bis hin zu Entwicklungsstörungen auf körperlicher und geistiger Ebene führen würde. Kurzum: Ohne die austarierten Regelmechanismen der Schilddrüsenhormone ist ein gesundes Leben nicht vorstellbar.

Der Kreislauf der Schilddrüsenhormone: Regulation und Steuerung

Ohne Schilddrüsenhormone ist kein Leben möglich. Aber wer oder was steuert die Produktion der Hormone T4 und T3? Zuständig sind hierfür die zwei Botenstoffe:

- Thyreotropin releasing hormone („releasing“ bedeutet „freigebend“), kurz TRH, und
- Thyroidea-stimulierendes Hormon, kurz TSH, auch Thyreotropin genannt.

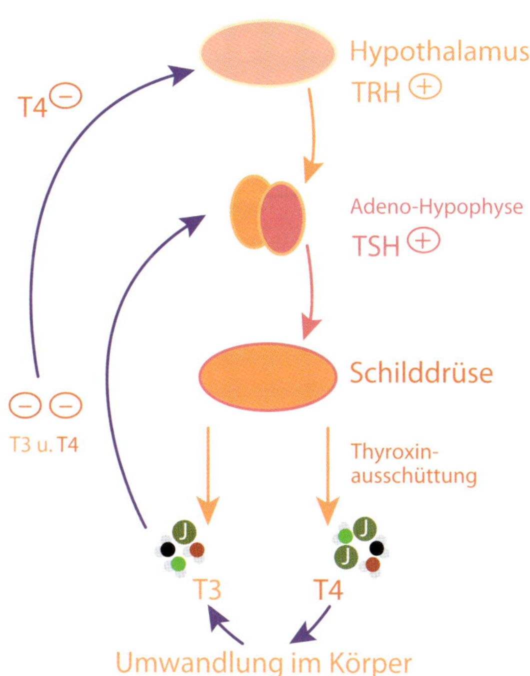

Abbildung 2: Regelkreislauf der Schilddrüse

TRH wird in einem Bereich des Zwischenhirns gebildet, genauer im Hypothalamus. Es steuert die Bildung und Ausschüttung von TSH.

Die eigentliche Produktion von TSH findet in der Hirnanhangsdrüse (Hypophyse) statt. TSH wirkt direkt auf die Schilddrüse und steuert die Herstellung und Freisetzung von Schilddrüsenhormonen.

Bildlich kann man sich diesen Vorgang als einen kreisförmigen Pingpong-Effekt vorstellen: Wenn die Schilddrüse sehr produktiv ist, steigen die Spiegel von T4 und T3 im Blut an. In der Folge bilden der Hypothalamus weniger TRH und die Hirnanhangdrüse weniger TSH. Hierdurch wird die Produktion der Schilddrüsenhormone gebremst.

Kapitel 3: Schilddrüsenfunktion und Vitalstoffe

Eine gesunde Schilddrüse ist untrennbar mit einer guten Jodversorgung verbunden. Dies ist allgemein bekannt. Wie aber steht es um andere Vitalstoffe? Das Spurenelement Selen spielt z.B. eine bedeutsame Rolle für die Schilddrüsengesundheit, wie man seit längerem weiß. Es beeinflusst die Funktion der Drüse auf vielfältige Art und Weise. Aber auch andere Vitalstoffe wie Eisen, Zink, Vitamin C und Vitamin D stehen im ständigen Austausch mit der Schilddrüse und haben einen nicht unerheblichen Anteil an deren Gesundheit.

Jod

Ohne Jod gibt es keine Schilddrüsenhormone, es ist ein unentbehrliches Spurenelement. Es muss über die Nahrung aufgenommen werden, weil der Körper kein Jod bilden kann. Für die Schilddrüse ist Jod wichtig, da die Schilddrüsenhormone nur durch Anwesenheit von Jod gebildet werden können. Fehlt Jod oder ist zu wenig von dem lebenswichtigen Stoff vorhanden, beginnt sich die Schilddrüse zu vergrößern. Es kommt zur Kropfbildung.

Jod ist in Lebensmitteln immer an Salze gebunden, zum Beispiel an Jodid. Die besten natürlichen Jodquellen sind Seefische und Meeresfrüchte. Auch in Algen kommt das Spurenelement in nennenswerten Mengen vor. Milch- und Milchprodukte enthalten Spuren von Jod, da das Futter der Kühe mit dem Spurenelement angereichert ist. Darüber hinaus ist jodiertes Speisesalz im Handel erhältlich. Jod ist hitzeempfindlich und flüchtig, beim Kochen verdunstet es.

Tabelle 1: Jodgehalt in Lebensmitteln (Auswahl)

Lebensmittel	Jodidgehalt in µg pro 100 g
Seelachs (Köhler)	200
Kabeljau	170
Miesmuscheln, herausgelöst	130
Garnelen, Nordsee	130
Rotbarsch	99
Scholle	53
Thunfisch	50
Makrele	49
Algen und Seetang	50–11.000
Kuhmilch (3,5 % Fett)	3,3

Die angegebenen Werte sind Durchschnittswerte und Schwankungen unterworfen.

Der tägliche Jodbedarf ist von verschiedenen Faktoren abhängig, zum Beispiel vom Alter, von einer Schwangerschaft und Stillzeit. Während der Tagesbedarf von Säuglingen rund 50 µg beträgt, liegt er in der Stillzeit bei 260 µg, da das Kind über die Muttermilch mitversorgt wird. Während Jugendliche oder Erwachsene den täglichen Jodbedarf bereits durch den Verzehr von 100 g Seelachs oder Kabeljau decken können, benötigen also Schwangere und Stillende deutlich mehr Jod. Speziell in der Schwangerschaft ist der Jodbedarf durch die gesteigerte Bildung von Schilddrüsenhormonen erhöht. Ein Jodmangel der Mutter begünstigt beim Kind die Gefahr von geistigen Behinderungen und Fehlbildungen sowie das Risiko für Fehlgeburten. Kritisch kann darüber hinaus die Jodversorgung von Vegetariern und Veganern sein, denn Milch- und Milchprodukte sowie pflanzliche Lebensmittel enthalten von Natur aus kaum Jod. Die einzige Ausnahme bilden Algen und Seetang.

Auch der Jodbedarf von Ausdauersportlern kann erhöht sein: Beim Laufsport, Radfahren, Schwimmen und anderen Ausdauersportarten kann der Jodverlust pro Liter Schweiß 30–50 µg betragen.

Tabelle 2: Jodidbedarf laut Deutsche Gesellschaft für Ernährung (die Werte sind in der Schweiz etwas anders als in Deutschland und Österreich, weshalb sie hier extra angegeben werden)

Alter	Jodideinnahme (D und A) in µg pro Tag	Jodideinnahme (Schweiz) in µg pro Tag
Säuglinge:		
0–4 Monate (Schätzwert)	40	50
4–12 Monate	80	50
Kinder:		
1–4 Jahre	100	90
4–7 Jahre	120	90
7–10 Jahre	140	120
10–13 Jahre	180	120
13–15 Jahre	200	150
Jugendliche und Erwachsene:		
15–51 Jahre	200	150
51 Jahre oder älter	180	150
Schwangere	230	200
Stillende	260	200

Die Verwendung von jodiertem Speisesalz ist ein effektives Mittel, um einem Jodmangel vorzubeugen. Das bestätigen auch aktuelle Studien. Darüber hinaus kann es von Zeit zu Zeit sinnvoll sein, die Jodversorgung über den Urin untersuchen zu lassen. So kann ein Mangel unter Umständen frühzeitig aufgedeckt und behandelt werden. Wichtige Schilddrüsenhormonwerte werden hingegen im Blut untersucht.

Jodwerte von über 100 µg pro Gramm Kreatinin gelten als Normalbefunde.

Die Jodbestimmung über den Urin erfolgt entweder über die Messung im Harn über einen Zeitraum von 24 Stunden oder durch den ersten

Morgenharn. Der Normwert ist durch die Weltgesundheitsorganisation (WHO) festgelegt und wird über den Kreatininwert ermittelt. Kreatinin ist ein Stoffwechselprodukt, das über die Nieren ausgeschieden wird.

Selen

Selen ist Beschützer und Handwerker zugleich. Es ist ein Spurenelement, das der Körper nicht selbst herstellen kann und über Lebensmittel aufgenommen werden muss. Im Schilddrüsenstoffwechsel übt es wichtige Funktionen aus. Wie Sie bereits erfahren haben, entsteht bei der Bildung der Schilddrüsenhormone Wasserstoffperoxid. Selen ist am Abbau von Wasserstoffperoxid beteiligt und trägt dadurch zur Erhaltung des Organs bei. Gleichzeitig ist Selen Bestandteil von Enzymen, deren Aufgabe es ist, das Hormon T4 in wirksames T3 umzuwandeln. Fehlt das Spurenelement, kann eine Unterfunktion der Schilddrüse begünstigt werden.

Die wichtigsten Selenquellen sind Fisch und Meeresfrüchte. Außerdem kommt es in größeren Mengen in Steinpilzen und in Paranüssen vor. Auch in Eiern, Milchprodukten und in pflanzlichen Lebensmitteln ist das Spurenelement zu finden. Selen ist hitzeempfindlich und wasserlöslich und geht beim Kochen der Lebensmittel ins Wasser über.

Tabelle 3: Selengehalt in Lebensmitteln (Auswahl)

Lebensmittel	Selengehalt in µg pro 100 g
Bückling	140
Scampi/Languste	100
Steinpilz	100
Paranuss	100
Thunfisch	82
Nordseegarnele	63
Sardine	60
Hering	55
Sardelle	50

Lebensmittel	Selengehalt in µg pro 100 g
Rotbarsch	44
Buchweizen (geschält)	18
Vollkornmehl	15
Hühnerei	10
Butterkäse	5

Die angegebenen Werte sind Durchschnittswerte und Schwankungen unterworfen.

Zu der Höhe des täglichen Selenbedarfs liegen in Deutschland, Österreich und der Schweiz derzeit nur Schätzwerte vor. Die Empfehlungen zur täglichen Selenaufnahme richten sich zum Beispiel nach dem Alter, Geschlecht und der Lebenssituation. Männer haben demnach einen höheren Selenbedarf als Frauen. Bei Frauen steigt der tägliche Selenbedarf während der Stillzeit an.

Tabelle 4: Selenbedarf laut Deutsche Gesellschaft für Ernährung (Schätzwerte)

Alter	Seleneinnahme in µg pro Tag
Säuglinge:	
0–4 Monate	10
4–12 Monate	15
Kinder:	
1–4 Jahre	15
4–7 Jahre	20
7–10 Jahre	30
10–13 Jahre	45
13–15 Jahre	60
Jugendliche und Erwachsene:	
15 Jahre oder älter	70 (Männer); 60 (Frauen)
Schwangere	60
Stillende	75

Einige Menschen haben durch ihre (zum Beispiel vegetarische oder vegane) Ernährungsweise ein erhöhtes Risiko für einen Selenmangel, da

Selen in vielen Obst- und Gemüsesorten nur wenig enthalten ist. Weitere Risikogruppen für einen Selenmangel sind zum Beispiel Raucher, Alkoholkranke, Menschen mit Lebererkrankungen und entzündlichen Darmerkrankungen. Auch Erkrankungen der Schilddrüse können höhere Mengen Selen erforderlich machen.

Ein Selenmangel wird in der Literatur selten beschrieben. Andererseits gibt es Studien, die darauf hinweisen, dass ein Selenmangel langfristig eine Schilddrüsenunterfunktion begünstigen kann. Schließlich reichert die Schilddrüse Selen an. Ist zu wenig von dem Spurenelement vorhanden, könnte dies die Entstehung einer Hashimoto-Thyreoiditis begünstigen. Hashimoto ist eine Autoimmunerkrankung, bei der die Schilddrüse chronisch entzündet ist. Hierzu wird aktuell geforscht.

Ob eine ausreichende Selenversorgung vorliegt, kann anhand von Blutuntersuchungen ermittelt werden.

Selenwerte im Serum zwischen 100–120 μg pro Liter gelten als normal.

Eisen

Bekannt ist das Spurenelement Eisen vor allem für seine blutbildende Wirkung und für die Beteiligung am Sauerstofftransport im Blut. Zudem hat es auch einen Einfluss auf Schilddrüsenfunktionen, weil es vermutlich für die Aktivierung von Schilddrüsenenzymen und an der Bildung von Schilddrüsenhormonen beteiligt ist. Eine gute Eisenversorgung sorgt für eine gute Jodaufnahme. Ein Eisenmangel kann die Jodaufnahme reduzieren. Eisen muss mit der Nahrung aufgenommen werden.

Besonders eisenreich sind Fleisch und Fisch. Außerdem ist das Eisen aus tierischen Lebensmitteln besser vom Körper verwertbar als Eisen aus pflanzlichen Lebensmitteln. Trotzdem gibt es zahlreiche und gute pflanzliche Eisenquellen, zu denen Vollkornprodukte, Nüsse und Hülsenfrüchte gehören. Durch die Zugabe eines Vitamin C-reichen Lebensmittels, zum Beispiel Paprika und Orangen, kann pflanzliches Eisen besser vom Körper verwertet werden. Eisen geht beim Kochen und Waschen der Lebensmittel ins Wasser über. Der Eisengehalt verringert sich dadurch in den Lebensmitteln in unterschiedlichem Ausmaß. Wie hoch der Eisenverlust durch die Verarbeitung ist, hängt zum Beispiel von der Dauer und der Stärke der Verarbeitung ab.

Tabelle 5: Eisengehalt in Lebensmitteln (Auswahl)

Lebensmittel	Eisengehalt in mg pro 100 g	Verwertbarkeit
Mungobohnen	9,8	niedrig
Leinsamen	8,2	niedrig
Linsen	7,5	niedrig
Pistazienkerne	7,3	niedrig
Kichererbsen	7,0	niedrig
Pfifferlinge	6,5	niedrig
Pinienkerne	5,6	niedrig
Sardellen	4,9	hoch
Roggen, Vollkorn	4,8	niedrig
Haferflocken	4,6 oder mehr	niedrig
Cashewnüsse	2,8	niedrig
Shrimps	2,5	hoch
Lammfleisch	2,5	hoch
Kalbsfleisch	2,1	hoch
Rindfleisch	2,1	hoch
Schweinefleisch	1,5	hoch
Champignons	1,2	niedrig
Backkartoffeln	1,1	niedrig
Huhn (Brust)	1,1	hoch
Hering	1,1	hoch
Pute (Brust)	1,0	hoch
Thunfisch	1,0	hoch

Die angegebenen Werte sind Durchschnittswerte und Schwankungen unterworfen.

Um den Tagesbedarf an Eisen zu decken, ist es sinnvoll, verschiedene Lebensmittel zu kombinieren. Erwachsene decken ihren Tagesbedarf (15 mg) zum Beispiel mit 150 g frischen Pfifferlingen, 200 g Kartoffeln, 150 g Hähnchenbrust und 30 g Kichererbsen. Die Lebensmittel können zusammen in einer Mahlzeit oder über den Tag verteilt in verschiedenen Mahlzeiten verzehrt werden.

In besonderen Situationen und bei Krankheit ist der Eisenbedarf teilweise deutlich erhöht. Von einem Eisenmangel betroffen sind beispielsweise besonders häufig Kinder und Jugendliche, Frauen, Schwangere, Stillende, Vegetarier und Veganer, Leistungssportler und Menschen mit chronischen Darmerkrankungen wie Morbus Crohn, Colitis ulcerosa und Zöliakie. Menschen mit einem Kropf und einer Schilddrüsenunterfunktion sollten ihre Eisenwerte regelmäßig überprüfen lassen.

Tabelle 6: Eisenbedarf laut Deutsche Gesellschaft für Ernährung

Alter	Eiseneinnahme in mg pro Tag – Männer	Eiseneinnahme in mg pro Tag – Frauen
Säuglinge:		
0–4 Monate	0,5	0,5
4–12 Monate	8	8
Kinder:		
1–7 Jahre	8	8
7–10 Jahre	10	10
10–15 Jahre	12	15
Jugendliche und Erwachsene:		
15–19 Jahre	12	15
19–51 Jahre	10	15
51 Jahre oder älter	10	10
Schwangere		30
Stillende		20

Um festzustellen, ob die Eisenversorgung ausreichend ist, wird zumeist der Status des roten Blutfarbstoffs Hämoglobin bestimmt. Hämoglobin enthält Eisen. Ein Arzt kann alternativ oder zusätzlich das Transporteiweiß des Eisens (Ferritin) bestimmen lassen.

Ein Hämoglobinwert zwischen 12–15 g pro dl Blut oder ein Ferritinwert über 20 μg pro Liter bedeutet normale Eisenwerte.

Zink

Das Spurenelement Zink ist Bestandteil von vielen Enzymen, auch von Enzymen, die für die Schilddrüsenhormonbildung benötigt werden. Zink hat darüber hinaus antioxidative Wirkungen und schützt die Schilddrüse vor Schädigungen durch freie Radikale. Menschen mit einer Unterfunktion der Schilddrüse profitieren möglicherweise von einer guten Zinkversorgung in Kombination mit Selen. Studien deuten darauf hin, dass die Spurenelemente gemeinsam die Schilddrüsenfunktion unterstützen können.

Tabelle 7: Zinkgehalt in Lebensmitteln (Auswahl)

Lebensmittel	Zinkgehalt in mg pro 100 g
Weizenkleie	13,3
Wildreis	4,9
Rindfleisch	4,2
Haferflocken	4,1
Butterkäse	4,0
Sardinen	3,4
Buchweizen	2,5
Reis (unpoliert)	1,5
Meerrettich	1,4
Zwiebeln	1,4
Buchweizen (geschält)	18
Vollkornmehl	15
Hühnerei	10
Butterkäse	5

Die angegebenen Werte sind Durchschnittswerte und Schwankungen unterworfen.

Zink kann nur über die Nahrung aufgenommen werden. Der Körper kann es nicht selbst herstellen. Gute Zinklieferanten sind Fleisch, Fisch, Milch- und Milchprodukte sowie Vollkornprodukte. Ähnlich wie beim Eisen ist das Zink aus tierischen Lebensmitteln besser verwertbar als das aus pflanzlichen. Allerdings ist ein Zinkmangel seltener als ein Eisenmangel. Zink geht beim Kochen und Waschen ins Wasser über. Auch durch die Verarbeitung von Lebensmitteln verringert sich der Zinkgehalt.

Der tägliche Zinkbedarf richtet sich vor allem nach Alter, Geschlecht und dem täglichen Verzehr von Phytat. Phytatreiche Lebensmittel sind zum Beispiel nicht gekeimte oder unfermentierte Vollkorngetreide, Nüsse und Hülsenfrüchte. Sie können die Aufnahme von Zink hemmen. Menschen, die sich phytatreich ernähren, haben daher einen erhöhten Zinkbedarf und sollen sich an den oberen Werten für die Zufuhrempfehlungen richten. Auch Menschen mit entzündlichen Darmerkrankungen und Verdauungsstörungen brauchen mehr Zink. Gleiches gilt für Menschen, die künstlich ernährt werden und für Alkoholkranke.

Tabelle 8: Zinkbedarf laut Deutsche Gesellschaft für Ernährung

Alter	Zinkeinnahme in mg pro Tag – Männer	Zinkeinnahme in mg pro Tag – Frauen
Säuglinge:		
0–4 Monate	1,5	1,5
4–12 Monate	2,5	2,5
Kinder:		
1–4 Jahre	3	3
4-7 Jahre	4	4
7–10 Jahre	6	6
10–13 Jahre	9	8
13-15 Jahre	12	10
Jugendliche und Erwachsene:		
15–19 Jahre	14	11
19 Jahre oder älter	11-16	7-10

Alter	Zinkeinnahme in mg pro Tag – Männer	Zinkeinnahme in mg pro Tag – Frauen
Schwangere (2. & 3. Trimester)		9-13
Stillende		11-14

Eine Besonderheit des Zinks besteht darin, dass der Körper das Spurenelement kaum speichern kann: Deshalb ist eine regelmäßige Zufuhr nötig. Ob ein Zinkmangel vorliegt, kann durch eine Blutuntersuchung festgestellt werden.

Ein Zinkwert von über 4,0 mg pro Liter Blut gilt als normal.

Vitamin D

Vitamin D ist eine hormonartige Substanz und ein fettlösliches Vitamin, das entweder über die Haut durch Sonnenlicht gebildet oder über die Nahrung zugeführt werden kann. Es wird unter anderem in der Leber gespeichert. Zu den bekanntesten Wirkungen von Vitamin D gehört dessen Wirkung auf die Knochengesundheit. Es beeinflusst aber auch das Immunsystem und bewirkt, dass Hormone gebildet und in das Blut abgegeben werden, darunter Schilddrüsenhormone. Eine ausreichende Vitamin D-Versorgung ist für die Gesundheit der Schilddrüse daher wichtig. Die wichtigsten Lieferanten für Vitamin D sind fettreiche Fische. Es kommt zudem in nennenswerten Mengen in Pilzen vor. Vitamin D ist zwar empfindlich gegenüber Sauerstoff und Licht, beim Erhitzen wird es jedoch kaum verändert.

Tabelle 9: Vitamin D-Gehalt in Lebensmitteln (Auswahl)

Lebensmittel	Vitamin D-Gehalt in µg pro 100 g
Hering	27,0
Aal (geräuchert)	22,0
Sardellen	20,0
Lachs	16,4
Forelle	5,3
Thunfisch	4,5
Makrele	4,0
Pfifferlinge	2,1
Champignons	1,9

Die angegebenen Werte sind Durchschnittswerte und Schwankungen unterworfen.

In Mittel- und Nordeuropa reicht die Sonneneinstrahlung zur Bildung von Vitamin D oft nicht aus, um den Bedarf zu decken. Besonders häufig von einem Vitamin D-Mangel betroffen sind Menschen, die sich wenig im Freien aufhalten. Eine Therapie mit Vitamin D ist notwendig, wenn eine gesicherte Osteoporose vorliegt. Auch bei einem erhöhten Osteoporoserisiko, wie zum Beispiel bei Frauen in den Wechseljahren, ist eine Ergänzung sinnvoll.

Tabelle 10: Vitamin D-Bedarf laut Deutsche Gesellschaft für Ernährung

Alter	Vitamin D-Einnahme in µg pro Tag – Männer
Säuglinge:	
0–12 Monate	10
Kinder:	
1–15 Jahre	20
Jugendliche und Erwachsene:	
15 Jahre oder älter	20
Schwangere	20
Stillende	20

Wie gut die individuelle Vitamin D-Versorgung ist, kann durch eine Blutuntersuchung ermittelt werden. Nachdem ein Arzt das Blut abgenommen hat, prüft das Labor den Gehalt von 25(OH)-Vitamin D (Form für den Vitamin D-Transport).

Vitamin D-Werte zwischen 40 und 60 ng (Nanogramm) in einem Milliliter gelten als optimal.

Die Bestimmung des 25(OH)-Vitamin D unterliegt keiner international standardisierten Methode, sodass die Laborwerte und auch die Normwerte variieren. Zudem schwanken die Werte bei jedem Menschen – nicht nur jahreszeitenabhängig. Ob ein Mangel therapeutisch ausgeglichen werden muss, hängt von Vorerkrankungen und Risikofaktoren des Betroffenen ab.

Von einem Vitamin D-Mangel wird ab einem Wert von unter 20 ng gesprochen. Liegt keine Bestimmung des Vitamin D-Spiegels im Blut vor, sollte die Einnahme von zusätzlichem Vitamin D nur nach Rücksprache mit dem Arzt erfolgen.

Nahrungsergänzungsmittel für alle?

Die Werbung suggeriert, dass Nahrungsergänzungsmittel einen grundsätzlichen Nutzen für die Gesundheit haben und jeder von einem Mangel betroffen ist. Dies ist nicht der Fall: Wer sich ausgewogen ernährt und keine Erkrankungen hat, benötigt in den meisten Fällen keine Ergänzung der täglichen Ernährung. Anders verhält es sich in bestimmten Lebenssituationen, etwa bei Krankheit, durch die Nebenwirkungen einer Arzneimitteltherapie oder durch eine bestimmte (z.B. eine vegane) Ernährung. Auch Sportler haben oft einen erhöhten Bedarf, der über die Ernährung manchmal nur schwer zu decken ist. Zudem besteht in der Schwangerschaft und Stillzeit ein erhöhtes Risiko für einen Mangel. Auch Senioren, die wenig Appetit haben, und Menschen mit einem schwachen Immunsystem sind gefährdet.

Grundsätzlich gilt: Wer ein erhöhtes Risiko hat, sollte dieses möglichst über die Ernährung mindern. Ist dies nicht möglich, zum Beispiel im Fall des erhöhten Folsäurebedarfs in der Schwangerschaft, können zusätzlich Nahrungsergänzungsmittel eingenommen werden.

Wenn der Verdacht eines Mangels besteht, gibt in den meisten Fällen eine Untersuchung des Blutes oder des Urins Aufschluss. Besteht ein Mangel, legt ein Mediziner die geeignete Dosierung fest. Anders verhält es sich, wenn die Einnahme von Medikamenten einen Mangel an Vitalstoffen verursacht: Bei einer längerfristigen Einnahme von Cortison werden beispielsweise vermehrt Vitamin D, Kalzium, Vitamin K, Magnesium, Zink und Vitamin C ausgeschieden. Eine Ergänzung kann dann durchaus sinnvoll sein, um Folgekrankheiten wie Osteoporose vorzubeugen.

Kapitel 4: Schilddrüsenhormone und körperliche Funktionen

Die Schilddrüse ist ein zentrales Stoffwechselorgan. Ihre Produkte, die Hormone, bewirken die Bildung zahlreicher Eiweiße, sogenannte Proteine und Peptide. In diesem komplexen Zusammenspiel kommt es zur Aktivierung zahlreicher Körperfunktionen. Bei einer Schilddrüsenüberfunktion wird die aktivierende Wirkung verstärkt, bei einer Schilddrüsenunterfunktion wird sie abgeschwächt.

Energieumsatz

Eine der bekanntesten Wirkungen der Schilddrüsenhormone ist der Effekt auf den Kalorienverbrauch. Und in der Tat üben die Schilddrüsenhormone T4 und T3 einen Effekt auf die Verbrennungsvorgänge von Eiweißen, Kohlenhydraten und Fetten aus. Wie dieser Effekt zustande kommt, ist gut erforscht.

In fast allen Körperzellen befinden sich sogenannte Mitochondrien, die man sich im übertragenen Sinne als energieproduzierende Fabriken vorstellen kann. Damit die Mitochondrien Energie bilden können, sind im Vorfeld enzymatische Reaktionen notwendig. Eben diese enzymatischen Reaktionen in den Mitochondrien werden durch T4 und T3 angeregt. Aus diesem Grund steigt der Grundumsatz und damit der Kalorienverbrauch bei einem Überangebot an Schilddrüsenhormonen, und er sinkt, wenn zu wenig Schilddrüsenhormone zur Verfügung stehen.

Vorsicht!

Die Vorstellung, dass man mit zusätzlichen Schilddrüsenhormonen abnehmen kann, indem eine künstliche Überfunktion herbeigerufen wird, ist gesundheitsschädlich. Neben dem gesteigerten Energieumsatz kommt es nämlich zu Symptomen wie Hitzegefühlen, Schlaflosigkeit, Zittern und einem erhöhten Muskelabbau. Davon ist auch das Herz betroffen.

Hitze- oder Kälteempfinden

Die Schilddrüsenhormone T4 und T3 tragen zur Wärmeregulation bei. Mit anderen Worten: Menschen mit einer gesunden Schilddrüse leiden seltener an übermäßigem Schwitzen oder an starken Kälteempfindungen. Anders verhält es sich jedoch, wenn die Schilddrüse zu viele oder zu wenige Hormone bildet. Bei einem Überangebot produzieren die Körperzellen Wärme, was beispielsweise dazu führt, dass man sich überhitzt oder fiebrig fühlt. Auch werden warme Außentemperaturen dann als unangenehm empfunden. Stehen zu wenige Schilddrüsenhormone zur Verfügung, tritt das Gegenteil ein: Man friert ständig und verträgt kalte Temperaturen schlecht.

Kohlenhydratverwertung

Schilddrüsenhormone beeinflussen die Verwertung von Kohlenhydraten auf vielfältige Art und Weise. Zum einen regen sie den Abbau von Kohlenhydraten (Glykogenolyse) an, indem der Zuckerspeicher in der Leber freigesetzt wird. Ein weiterer Effekt ist die Abschwächung der Insulinwirkung (Insulinresistenz), die zum Ansteigen des Blutzuckers führen kann. Auf Zellebene werden diese Kohlenhydrate, wie oben beschrieben, zur Bildung von Energie verwertet.

Die Schilddrüsenhormone haben aber noch eine andere Wirkung auf die Kohlenhydrate, die üblicherweise bei einer Unterfunktion eintritt. Zwischen den Körperzellen, Geweben und Organen befinden sich Zwischenräume. Bei einem Mangel an Schilddrüsenhormonen kommt es zu einer vermehrten Einlagerung von Kohlenhydraten in diese Räume. Die Kohlenhydrate wiederum binden Wasser an sich, weswegen Menschen mit einer

Schilddrüsenunterfunktion manchmal aufgeschwommen erscheinen und sich das Gewebe im Zwischenzellraum verdickt. In Fachkreisen wird dies als Myxödem bezeichnet. Myxödeme tragen maßgeblich zur Gewichtssteigerung bei.

Cholesterinwerte

Eine gesunde Schilddrüse beeinflusst die Cholesterinwerte üblicherweise nicht negativ. Anders verhält es sich bei einer Schilddrüsenüber- oder -unterfunktion. Werden übermäßig viele Schilddrüsenhormone gebildet, laufen alle Prozesse in den Zellen beschleunigt ab: Energie wird wie am Fließband verbraucht. Auch das Körperfettgewebe und die Blutfette (Triglyceride) sind hiervon nicht ausgenommen. Ein Übermaß an Schilddrüsenhormonen führt dazu, dass sie verstärkt abgebaut werden, was eine Senkung des Cholesterinwertes bewirken kann.

Zu wenige Schilddrüsenhormone im Blut können das Gegenteil bewirken. Es kommt zur vermehrten Einlagerung von Fettgewebe und zu einer Erhöhung des Cholesterinspiegels.

Wichtig zu beachten ist, dass die Wirkungen der Schilddrüsenhormone auf die Cholesterinwerte nicht immer gleich stark ausgeprägt sind. Die Faktoren werden unter anderem durch die Menge und die persönliche Konstitution beeinflusst.

Körperliche und geistige Entwicklung

Zusammen mit dem Hormon Somatotropin, kurz STH, beeinflussen die Schilddrüsenhormone die körperliche und geistige Entwicklung maßgeblich. Bei der Entwicklung etwa von Nervengewebe und Knochen übt das STH gemeinsam mit den Schilddrüsenhormonen T4 und T3 eine stimulierende Wirkung auf die Gewebe aus. Zusätzlich wirken sie gemeinsam aufbauend (anabol). Erst durch das komplexe Zusammenwirken von STH und den Schilddrüsenhormonen können Körpergewebe wie Knochen und Nervenzellen überhaupt gebildet und aufgebaut werden. Das erklärt auch, weswegen es früher in den sogenannten Jodmangelgebieten, zu denen auch Deutschland zählt, zum „Kretinismus" kam: Ungeborene waren im Mutterleib mangelhaft mit Jod versorgt, was zu einer angeborenen und bleibenden Schilddrüsenunterfunktion führte. Diese Kinder kamen oft mit einem fehlentwickelten Skelett zur Welt, waren kleinwüchsig, litten an Sprachstörungen, und ihre geistige Entwicklung blieb zeitlebens zurück.

Heute kommen bei uns schwerwiegende Entwicklungsstörungen, die auf Fehlfunktionen der Schilddrüse zurückzuführen sind, kaum mehr vor. Dies liegt auch an der verbesserten Jodversorgung, etwa durch die Einführung von jodiertem Speisesalz.

Herz-Kreislaufsystem

Schilddrüsenhormone beeinflussen das Herz-Kreislaufsystem zweifach. Sie verstärken erstens die Wirkung des aktivierenden Hormons Noradrenalin, das wie Adrenalin ein Stresshormon ist. Gleichzeitig sind die Schilddrüsenhormone an der Bildung von Rezeptoren (β1-Rezeptoren) am Herzen beteiligt, die den Herzmuskel stimulieren. Werden zu viele Schilddrüsenhormone gebildet, führt dies zur übermäßigen Bildung von β1-Rezeptoren. Die Folgen sind verstärktes Herzklopfen bis zu Herzrasen und sogar gefährliche Herzrhythmusstörungen, zum Beispiel Vorhofflimmern. Eine Schilddrüsenüberfunktion kann zudem den Blutdruck und die Pulsamplitude (der Abstand zwischen dem oberen und dem unteren Wert) erhöhen, was zu einer schlechteren Durchblutung der Herzkranzgefäße und in der Folge zu einer schlechten Sauerstoffversorgung des Herzens führt.

Sind hingegen zu wenige Schilddrüsenhormone vorhanden, die auf den Herzmuskel wirken, führt das zu einem verlangsamten Herzschlag und zu einem niedrigen oberen Blutdruckwert.

Schilddrüse und andere Körperteile

Schilddrüsenhormone verfügen über einen aktivierenden Charakter. Werden sie in ausreichenden Mengen gebildet, stimulieren sie Zellen, Gewebe und Organe exakt im richtigen Maß. Geraten die Konzentrationen im Blut jedoch aus dem Gleichgewicht, wirkt sich die Dysbalance auch auf den Darm, die Muskulatur, die Hautgesundheit und die Haare aus.

Darm und Muskulatur

Zu viele Schilddrüsenhormone im Blutkreislauf bewirken eine „Aktivitätssteigerung“ des Darms. In der Folge neigen manche Menschen mit einer Schilddrüsenüberfunktion zu Durchfall. Bei einer Unterfunktion kommt es hingegen häufiger zu einer Verstopfungsneigung.

Dass Schilddrüsenhormone unter anderem die Funktion der Herzmuskelzellen beeinflussen, wurde bereits weiter oben erklärt. Durch eine übermäßige Hormonproduktion kann es beispielsweise zu verstärkten Muskelzuckungen kommen. Zu wenige Schilddrüsenhormone verlangsamen hingegen die Reflexe.

Haut und Haare

Wer von einer Schilddrüsenüberfunktion betroffen ist, hat oftmals eine gut durchblutete, rötliche und warme Haut, die zu Feuchtigkeit oder zum Schwitzen neigt. Die Gesundheit der Haare wird meist nicht beeinflusst, wohl aber, wenn zu wenige Schilddrüsenhormone zur Verfügung stehen. Menschen mit einer Schilddrüsenunterfunktion neigen manchmal zu Haarausfall, oder das Haar wird stumpf, brüchig und glanzlos. Auch der Gesichts- und Körperhaut sieht man den Mangel ab einem bestimmten Grad an: Sie wird trocken, fahl, kühl und ist oftmals verdickt.

Teil II: Die Diagnostik von Schilddrüsenerkrankungen

Kapitel 1: Die ärztliche Untersuchung

Wer sich ständig schwach, lustlos und müde fühlt, wird ebenso wie bei Symptomen wie Schluckstörungen, Durchfall, Verstopfung, Nervosität, Gewichtsverlust und Schlaflosigkeit einen Arzt aufsuchen. Tatsächlich können alle diese Symptome bei einer Schilddrüsenerkrankung auftreten.

Spezialisten auf dem Gebiet der Schilddrüsenerkrankungen sind in der Regel Hormonspezialisten, sogenannte Endokrinologen. Aber auch Mediziner, die sich mit radioaktiven Stoffen zur Erkennung und Therapie von Krankheiten beschäftigen (Nuklearmediziner), und Fachärzte für Innere Medizin können Experten für Schilddrüsenerkrankungen sein. Die Überweisung zu einem Spezialisten erfolgt üblicherweise durch den Hausarzt.

Das Patientengespräch

Bevor konkrete Untersuchungen durchgeführt werden, erfolgt zunächst ein ausführliches Gespräch zwischen dem Patienten und dem Arzt, zum Beispiel darüber, ob es in der Familie Menschen mit einer Schilddrüsenerkrankung gibt und welche Symptome vorherrschen. Fragen dazu, wie der Appetit ist, ob man sich oft unruhig oder zappelig fühlt, sind Beispielfragen im Patientengespräch. Oft wird auch zum Umgang mit Stress gefragt und ob sich die Stimmungslage in der letzten Zeit verändert hat. Bei der Befragung nach Stresssymptomen, wie zum Beispiel danach, ob man sich bei jeder noch so kleinen Störung gereizt oder weinerlich fühlt, geht es nicht um die Diagnose einer psychischen Erkrankung, sondern darum herauszufinden, in welche Richtung weiter untersucht werden sollte. Denn eine Schilddrüsenüberfunktion geht oft mit der beschriebenen Gereiztheit einher und eine Unterfunktion mit einer tendenziell traurigen Gemütslage.

Unterstützend können verschiedene Fragebögen eingesetzt werden, um die Möglichkeit einer Über- oder Unterfunktion der Schilddrüse zu ermitteln. Deren Ergebnisse können bei der Diagnosefindung mitwirken, zum Beispiel mit Hilfe eines Zulewski-Scores.

Bei diesem Fragebogen wird der Schweregrad einer Überfunktion oder einer Unterfunktion durch die Analyse der Hauptsymptome ermittelt. Je nachdem, wie viele Diagnosepunkte zutreffen, besteht Handlungsbedarf oder nicht.

Schilddrüsenunterfunktion:
5 Punkte: Eine Unterfunktion liegt vor.
3–5 Punkte: Eine Unterfunktion ist möglich.
Weniger als 3 Punkte: Keine Unterfunktion
Diagnosepunkte:

- Vermindertes Schwitzen
- Heiserkeit
- Parästhesien (Gefühlsstörungen, z. B. Einschlafen der Hände)
- Trockene Haut
- Verstopfung
- Vermindertes Hörvermögen
- Gewichtszunahme
- Verlangsamte Bewegung
- Verzögerte Reflexe
- Vergröberte, raue und verdickte Haut (vor allem Hände, Unterarme, Ellenbogen)
- Schwellungen um die Augen herum

Schilddrüsenüberfunktion:
5 Punkte: Eine Überfunktion liegt vor.
3–5 Punkte: Eine Überfunktion ist möglich. Eine Abklärung ist notwendig.
Weniger als 3 Punkte: Keine Überfunktion
Diagnosepunkte:

- Herzklopfen
- Vermehrtes Schwitzen
- Beschleunigte Darmpassage
- Vermehrte Nervosität, innere Unruhe
- Schlafstörungen
- Gewichtsabnahme

- Feuchte, warme Haut
- Tastbare Schilddrüse
- Feinschlägiger Tremor
- Puls über 90 Schläge pro Minute

(Quelle: https://schilddruesenguide.de/thyreoiditis/zulewski-score)

Die körperliche Untersuchung

Das Ertasten der Schilddrüse (Palpation) gehört zu den ältesten Untersuchungsmethoden. Es liefert erste Hinweise über die Größe und die Beschaffenheit der Drüse und darüber, welche weiterführenden Untersuchungen durchgeführt werden sollten. Auch gibt die Methode Aufschluss darüber, ob beispielsweise Schmerzen bei Berührung bestehen, ob die Region der Schilddrüse überwärmt ist (mögliches Entzündungszeichen), ob es Veränderungen in der Beschaffenheit des Organs gibt (hart, weich) und ob Knoten gefühlt werden können.

Kapitel 2: Laboruntersuchungen

Zu den wichtigsten Untersuchungen im Labor gehören die Ermittlung der Hormone TSH, T4 und T3. Auch der TRH-Test ist oft wichtig. Erkrankungen der Schilddrüse lassen sich übergeordnet in zwei Funktionsstörungen einteilen:

- Überfunktion (Erhöhung von T3, T4 und Verminderung von TSH)
- Unterfunktion (Erniedrigung von T3, T4 und Erhöhung von TSH)

Bestimmung der Vitalstoffe

Die Bestimmung ausgewählter Vitalstoffe wie Selen und Eisen kann darüber hinaus Auskunft über die Gesundheit des Organs liefern und dazu beitragen, die Funktion der Drüse zu verbessern oder zu erhalten. Weiterhin ist bei dem Verdacht auf eine Autoimmunerkrankung der Schilddrüse, etwa der Hashimoto-Krankheit, die Ermittlung von speziellen Antikörpern erforderlich. Treten darüber hinaus Komplikationen bei einer schlecht eingestellten oder unbehandelten Erkrankung der Schilddrüse auf, können sich weitere Symptome anschließen, etwa erhöhte Cholesterinwerte. Aus diesen Grund können weiterführende Untersuchungen und deren Therapie hilfreich für Betroffene sein.

Der TRH-Test

Zur Erinnerung: TRH, das Thyreotropin releasing hormone, wird in einem Bereich des Zwischenhirns gebildet, genauer im Hypothalamus. Es steuert die Bildung und Ausschüttung von TSH, dem Thyroidea-stimulierenden Hormon, das in der Hypophyse produziert wird.

Der TRH-Test gehört zu den weniger häufigen Untersuchungen. Durch diesen Test soll abgesichert oder geprüft werden, ob eine Funktionsstörung der Schilddrüse vorliegt. Die Untersuchung dient zusätzlich zur Ermittlung einer Resistenz von Schilddrüsenhormonen, zur Diagnostik von Funktionsstörungen der Hypophyse und von TSH-bildenden Tumoren.

Beim TRH-Test wird im ersten Schritt der TSH-Wert im Blut vor Gabe von TRH bestimmt. Im zweiten Schritt wird eine festgelegte Menge des Hormons TRH in die Vene des Patienten gespritzt. Eine halbe Stunde später wird erneut Blut entnommen, um den TSH-Wert nach Stimulation der Hirnanhangsdrüse zu messen. Man möchte also herausfinden, welche Wirkung das TRH auf das TSH ausübt. Ein normales Testergebnis, wie in der Tabelle dargestellt, zeigt einen adäquaten Anstieg von TSH nach TRH-Test an.

Tabelle 11: Normwerte von TRH (Thyreotrophin releasing hormone)

TRH-Normalwerte	
TRH-Test	maximal 18 µE/ml (Mikroeinheiten pro Milliliter)
TSH-Anstieg nach TRH-Test	mindestens das 2,5-Fache der TSH-Ausgangsmenge

Ein fehlender Anstieg von TSH könnte auf eine Schwäche der Hirnanhangsdrüse als Ursache für niedrigere Schilddrüsenwerte im Blut des Patienten hinweisen.

Ist der TSH nach TRH-Gabe zu gering, kommen meist Funktionsstörungen in Frage: eine „Verselbstständigung der Schilddrüse" (**Schilddrüsenautonomie**) und/oder eine **Schilddrüsenüberfunktion mit anderen Ursachen.**

Erhöhte Laborwerte nach dem TRH-Test deuten hingegen auf eine **Unterfunktion der Schilddrüse** hin oder auf eine **Resistenz der Schilddrüsenhormone.** Mehr zu den Erkrankungen der Schilddrüse finden Sie weiter unten.

Bestimmung des TSH-Wertes

Um zu erfahren, ob die Schilddrüse gesund ist, eine Funktionsstörung vorliegt oder die Drüse krank ist, ist der TSH-Wert von großer Bedeutung. Der TSH-Wert wird zum Beispiel bei einem Verdacht auf eine Schilddrüsenüber- oder -unterfunktion gemessen. Er dient außerdem als wichtiger Messwert, um den Verlauf einer bestehenden Schilddrüsenerkrankung zu kontrollieren und um Schilddrüsenmedikamente richtig zu dosieren. Der TSH-Wert wird in der Regel zusammen mit anderen Schilddrüsenwerten gemessen, den freien ungebundenen Schilddrüsenhormonen Thyroxin (T4) und Trijodthyronin (T3). Beide Schilddrüsenhormone werden im nächsten Kapitel detaillierter beschrieben.

Die Ermittlung des TSH-Werts erfolgt durch eine Blutuntersuchung. Für die Untersuchung ist zu beachten, dass der TSH-Wert im Tagesverlauf individuell schwankt. Mit anderen Worten: Ein einzelner Patient kann am selben Tag zu unterschiedlichen Zeiten, aber auch von Tag zu Tag so unterschiedliche Werte aufweisen, dass sie, gerade im Grenzbereich, zu Interpretationsproblemen führen können.

Während die Werte um Mitternacht am höchsten ausfallen, sind sie nachmittags am niedrigsten.

Es gibt leider im deutschsprachigen Raum keine einheitlichen bzw. verbindlichen Normwerte für den Referenzbereich von TSH-Werten. Referenzbereich bezeichnet den Laborwert, den man bei Gesunden normalerweise annimmt. Er befindet sich auf dem Laborbericht. Abweichungen nach oben oder unten werden mit plus (+) oder minus (-) markiert. Wenn es keinen einheitlichen Referenzbereich gibt, kann man sich also nicht auf die Angaben zu plus oder minus verlassen und muss die Normwerte genau kontrollieren und vergleichen.

Als problematisch stellt sich zudem manchmal heraus, dass je nach Labor unterschiedliche Referenzbereiche für den TSH-Wert vorliegen. Das bedeutet, dass Labor 1 zum Beispiel einen TSH-Normwert von 0,3 bis 3,8 mE/ml ansetzt. Labor 2 setzt den Normwert hingegen von 0,4 bis 4,0 mE/ml an.

Die uneinheitlichen Normwerte hängen von den unterschiedlichen Labormessmethoden ab, da sich nur wenige Länder auf eine Standardmessmethode geeinigt haben. Das führt dazu, dass Mediziner den TSH-Wert nur als Richtwert betrachten können.
Deutlich erhöhte TSH-Werte z.B. über 10 mE/ml oder deutlich verminderte Werte unter 0,01 mE/ml, die mit entsprechend niedrigen oder erhöhten freien Schilddrüsenhormonen (fT4, fT3) einhergehen, lassen allerdings an der Diagnose einer Über- oder Unterfunktion keinen Zweifel.

Therapieänderungen oder der Beginn einer Therapie können nicht von einem einzelnen Wertepaar an einem einzelnen Tag bestimmt werden, wenn die Laborwerte im Grenzbereich der Norm liegen, was für Ärzte und Betroffene gleichermaßen eine Herausforderung sein kann. Es kann deshalb zu Schwierigkeiten etwa bei der individuellen Dosierung eines Schilddrüsenmedikaments führen. Somit ist manchmal Geduld erforderlich, um gegebenenfalls Kontrollbestimmungen im Verlauf abzuwarten. Ziel ist es, eine größere Therapiesicherheit zu erlangen und nicht voreilig unnötige Therapien einzuleiten oder Medikamentendosen zu verändern.

Tabelle 12: Normwerte von TSH (Thyroidea-stimulierendes Hormon)

TSH-Normalwerte	Internationales Einheitssystem (SI Einheit)
TSH	0,3–5,0 mE/L (Millieinheiten pro Liter)

Ein zu niedriger TSH-Wert deutet auf eine Schilddrüsenüberfunktion hin, wenn andere Schilddrüsenhormone (T3 und T4) gleichzeitig zu hoch sind. Ein niedriger TSH-Wert in Kombination mit zu niedrigen T3- und T4-Werten kann hingegen ein Hinweis auf eine Schilddrüsenunterfunktion darstellen.

Auch ein erhöhter TSH-Wert in Kombination mit erniedrigten T3- und T4-Werten kann auf eine Unterfunktion der Schilddrüse hinweisen. Darüber hinaus sind bei einem zu hohen TSH-Wert andere Ursachen denkbar, zum Beispiel ein Tumor an der Hirnanhangsdrüse, der TSH bildet. Die Erkrankung ist glücklicherweise sehr selten.

Bestimmung der Schilddrüsenhormone T4 und T3

Um zu erfahren, ob die Funktionen der Schilddrüse normal oder gestört sind, ist auch die Bestimmung der Hormone Thyroxin (T4) und Trijodthyronin (T3) im Blut unerlässlich. Sie werden zumeist zusammen mit dem TSH-Wert ermittelt. Auf Laborblättern finden sich manchmal zusätzlich zu den Abkürzungen T4 und T3 die Kürzel fT4 und fT3. Sie stehen für freies ungebundenes Tetrajodthyronin und freies Trijodthyronin. Die Hormone T4 und T3 sind an Eiweiße gebunden, die freien Hormone, also fT4 und fT3, nicht. Aus diesem Grund sind die Normwerte unterschiedlich.

Tabelle 13: Normwerte von T4 und T3

T4- und T3-Normalwerte	
T4	51–142 nmol/l (Nanomol pro Liter)
fT4	10–36 pmol/l (Pikomol pro Liter)
T3	1,2–3,4 nmol/l
fT3	5,4–12,3 pmol/l

Sind die T4- und T3-Werte erhöht, deutet dies auf eine Schilddrüsenüberfunktion hin. Gleiches gilt für fT4 und fT3.

Auf eine Unterfunktion der Schilddrüse lassen hingegen zu niedrige T4- und T3-Werte schließen. Der fT4- und fT3-Wert lassen dieselben Schlüsse zu.

T4 – Hormon in Wartestellung und T3 – Hormon im Einsatz

In Wissenschaftskreisen geht man davon aus, dass T4 eine Vorläufersubstanz darstellt, die selber keine biologisch aktive Wirkung hat. Denn das Thyroxin muss im Körper selbst noch so verändert werden,

dass es eine Wirkung auf die Vorgänge im menschlichen Körper entfaltet, und zwar in Form von T3.
T3 wiederum wird an mehreren Orten im Körper hergestellt. In der Schilddrüse selbst wird T3 zwar produziert, jedoch in relativ kleinen Mengen. Steht beispielsweise nur wenig Jod zur Verfügung, bildet die Schilddrüse üblicherweise etwas mehr T3, als dies eine gut versorgte Schilddrüse tun würde.
Der größte Teil der T3-Produktion findet aber außerhalb der Drüse statt, zum Beispiel in der Leber, der Niere und im Gehirn! Da dieser Prozess derart wichtig für das Gleichgewicht des Stoffwechsels ist, beteiligen sich zwei Enzyme (sogenannte Deiodinasen) an der Umwandlung von T4 zu T3, und zwar ausschließlich. Beide Enzyme benötigen für diesen Vorgang das Spurenelement Selen. Auch deshalb werden sie der Gruppe der sogenannten Selenoenzyme zugeordnet. Über die Rolle von Selen und anderen Vitalstoffen wird weiter unten genauer eingegangen.

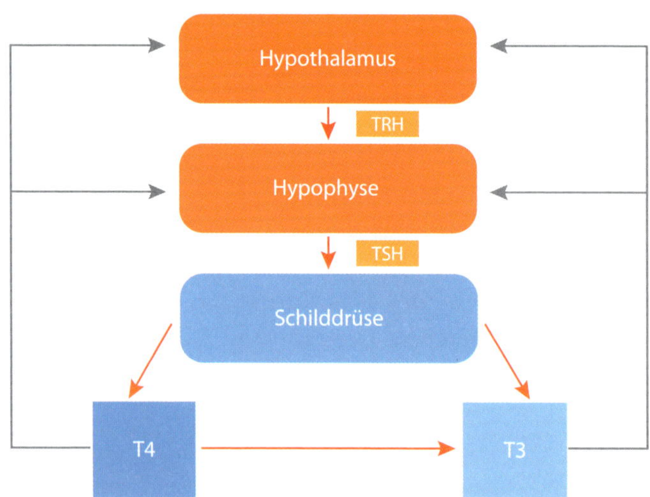

Zeichenerklärung: Rote Pfeile: Anregung, Produktion, Graue Pfeile: Reduktion, Hemmung

Abbildung 3: Regulation der Schilddrüsenhormone (vereinfacht)

Wechselbeziehungen der Schilddrüsenhormone

Wenn der TSH-Wert zu hoch oder zu niedrig ist, liegt immer eine Funktionsstörung der Schilddrüse vor. Dieser Wert gilt als wichtiger Marker in der Untersuchung der Drüse. Die Schilddrüsenhormone T4 und T3 lassen weitere Rückschlüsse zu, welche Funktionsstörung oder Erkrankung vorliegt. Eventuell wird zusätzlich ein TRH-Test durchgeführt, der aber nur selten erforderlich ist.
Die nachfolgende Tabelle soll einen Überblick über die Aussagekraft von Schilddrüsenlaborwerten und verschiedenen Krankheitsbildern verschaffen.

Tabelle 14: Schilddrüsenhormone und deren Ausprägungen bei Schilddrüsenkrankheiten

Hormon	Normwert	Primäre Überfunktion	Sekundäre Überfunktion	Primäre Unterfunktion	Sekundäre Unterfunktion	Jodinduzierte Hyperthyreose
TRH	18 µE/ml	normal	normal oder erhöht	normal	normal oder vermindert	normal
TSH	0,3–5,0 mE/L	erniedrigt	erhöht	erhöht	erniedrigt	erniedrigt
T4	51–142 nmol/l	erhöht	erhöht	erniedrigt	erniedrigt	erniedrigt bis erhöht
T3	1,2–3,4 nmol/l	erhöht	erhöht	erniedrigt	erniedrigt	erhöht

Erklärung:
Primär: Durch die Schilddrüse selbst verursacht
Sekundär: Durch andere Krankheiten verursacht
Jodinduzierte Hyperthyreose: Schilddrüsenüberfunktion durch Aufnahme von zu viel Jod

Exkurs Calcitonin: Das „Knochenhormon" der Schilddrüse

Neben den Hormonen T4 und T3 bildet die Schilddrüse ein weiteres wichtiges Hormon, das Calcitonin heißt. Es wird in speziellen Zellen gebildet, die sich zwischen den Bläschen (Follikeln) der Schilddrüse befinden. In Fachkreisen werden diese Zellen als parafollikuläre Zellen oder C-Zellen bezeichnet. Ihr Anteil beträgt rund 20 Prozent der Schilddrüsenzellen.

Die Eigenschaften von Calcitonin unterscheiden sich grundlegend von denen der übrigen Schilddrüsenhormone: Es reguliert den Kalzium- und Phosphatspiegel im Blut. Ist die Kalzium- und Phosphatkonzentration im Blut erhöht, hemmt Calcitonin die weitere Freisetzung von Kalzium und Phosphat aus den Knochen. Dadurch senkt Calcitonin den Kalziumspiegel im Blut und trägt zum Erhalt von Kalzium in den Knochen bei. Gleichzeitig reduziert Calcitonin die Ausscheidung von Kalzium und Phosphat in den Nieren, sodass ein übermäßiges Ausscheiden der Vitalstoffe verhindert wird (siehe auch Abbildung 4).

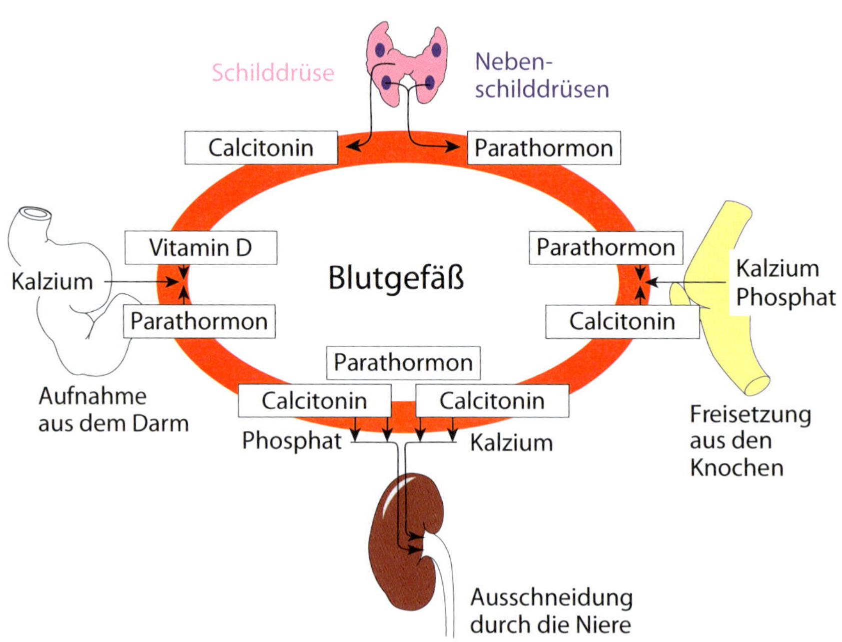

Abbildung 4: Wirkungen von Calcitonin

Der natürliche Gegenspieler von Calcitonin ist das Parathormon. Es wird in den Nebenschilddrüsen gebildet und fördert in den Knochen die Freisetzung von Kalzium ins Blut. Zusätzlich fördert das Parathormon zusammen mit Vitamin D die Aufnahme von Kalzium in den Körper (Resorption). Ist die Schilddrüse gesund, funktioniert der Ein- und Abbau von Kalzium und Phosphat einwandfrei. Bei Störungen sind Erkrankungen wie Osteoporose die Folge.

Vitalstoffbestimmung

Weiter oben wurde die Rolle von Jod für die Gesunderhaltung der Schilddrüse und den Lebenszyklus des Menschen erläutert. Auch andere Vitalstoffe und Spurenelemente wie Selen, Eisen, Zink und Vitamin D beeinflussen nach aktuellem Stand der Forschung die Gesundheit und die Funktion des Organs und die Bildung von Hormonen maßgeblich.

Die Ermittlung der Vitalstoffwerte im Blut gehört zwar üblicherweise nicht im ersten Schritt zur Diagnostik bei Verdacht auf eine Erkrankung der Schilddrüse. Dennoch gibt es Patienten, für die eine frühzeitige Diagnostik sinnvoll sein kann:

- Menschen, in deren Familien gehäuft Schilddrüsenerkrankungen vorkommen
- Menschen, die wenig Gemüse und Obst verzehren und so zu wenige Vitalstoffe zu sich nehmen
- Menschen mit einer bekannten, aber schlecht einstellbaren Schilddrüsenerkrankung
- Menschen mit einer bekannten Schilddrüsenerkrankung, die trotz optimaler TSH-, T4- und T3-Werte Beschwerden haben

Inwieweit andere Vitalstoffe wie zum Beispiel Vitamin B12, Folsäure, Vitamin E und andere B-Vitamine die gesunde Funktion der Schilddrüse beziehungsweise den Krankheitsverlauf beeinflussen, wird derzeit erforscht. Eine Ermittlung aller Vitalstoffe im Blut ist in den meisten Fällen nicht sinnvoll, denn Vitalstoffuntersuchungen sind für Betroffene kostenintensiv, vor allem aber ist die Aussagekraft für die Schilddrüsenfunktion nicht bei allen gesichert.

Antikörperbestimmung

Antikörper sind Eiweiße, die wichtig für das Immunsystem sind. Sie verteidigen den Körper gegenüber fremden und schädlichen Stoffen, wie zum Beispiel krankmachende Bakterien und Pilze. Fachsprachlich werden diese schädlichen Stoffe als Antigene bezeichnet. Demnach ist es die Aufgabe der Antikörper, die Antigene zu bekämpfen. Bei Autoimmunerkrankungen wie zum Beispiel bei der Hashimoto-Thyreoiditis und dem Morbus Basedow verstehen die Antikörper ihre Aufgabe falsch und richten sich gegen das eigene Immunsystem, unter anderem gegen schilddrüseneigene Gewebezellen.

- Eine Antikörperuntersuchung wird entsprechend dann durchgeführt, wenn ein Verdacht auf eine Autoimmunerkrankung vorliegt. Zu den wichtigsten Antikörpern gehören:
- TSH-Rezeptor-Antikörper (TRAK): Hinweise auf eine Überfunktion der Schilddrüse
- Thyreoglobulin-Antikörper (Tg-AK): Hinweise, dass die Herstellung von T4 und T3 nicht richtig stattfinden kann
- Thyreoperoxidase-Antikörper (TPO-AK): Thyreoperoxidase ist wichtig für die Herstellung von Schilddrüsenhormonen. Erhöhte Antikörper deuten auf eine Überfunktion und eine Autoimmunerkrankung hin.

Tabelle 15: Wichtige Antikörper bei Autoimmunerkrankungen der Schilddrüse

Antikörper	Keine erhöhten Antiköper	Erhöhte Antikörper
TSH-Rezeptor-Antikörper (TRAK)	< 1 IE/l (Internationale Einheiten pro Liter)	> 1,5 IE/l
Thyreoglobulin (Tg-AK)	< 115 IE/l	> 115 IE/l
Thyreoperoxidase-Antikörper (TPO-AK)	< 34 IE/l	> 34 IE/l

Hinweise darüber, ob es sich um die Hashimoto-Krankheit handelt, liefern eine erhöhte Anzahl der Antikörper Threoglobulin (Tg-AK) und/oder Thyreoperoxidase-Antikörper (TPO-AK).

Für die Diagnose des Morbus Basedow ist der Nachweis von TSH-Rezeptor-Antikörpern (TRAK) spezifisch. Ebenfalls können erhöhte Antikörper Thyreoperoxidase-Antikörper (TPO-AK) gemessen werden. Die Aussagekraft des Thyreoglobulin-Anstiegs (Tg-AK) ist hingegen als gering einzustufen. Sie können Auskunft über die Krankheitsaktivität geben.

Krankheitsaktivität

Im Zusammenhang mit Autoimmunerkrankungen geht es oft um die Krankheitsaktivität. Sie gibt Aufschluss darüber, wie der Zustand der Erkrankung ist oder die Krankheit voranschreitet. Ist die Krankheitsaktivität verlangsamt oder konnte gestoppt werden, ist dies für die Patienten positiv. Es kann bedeuten, dass die Erkrankung zum Stillstand gebracht wurde oder dass die Krankheit verlangsamt wurde. Ein Rückgang der Krankheitsaktivität wird zudem oft mit einem Rückgang der Symptome assoziiert.

Laborwerte bei Komplikationen

Wie Sie bereits erfahren haben, beeinflussen die Schilddrüsenhormone zahlreiche Funktionen im Körper. Bleibt eine Schilddrüsenerkrankung langfristig unbehandelt oder ist schlecht eingestellt, können langfristig weitere Komplikationen auftreten, die über einen Vitalstoffmangel herausgehen. Aus diesem Grund ist es im Falle von Komplikationen sinnvoll, folgende Werte regelmäßig zu überprüfen:

- Blutdruck und Puls
- Cholesterinwerte
- Entzündungswerte
- Leberwerte
- Nierenwerte
- gegebenenfalls Bestimmung der Körperzusammensetzung, u. a. Fett- und Magermasse sowie Körperwasser (Bioimpedanz-Analyse)

Kapitel 1: Funktionsstörungen

Solange der hormonelle Regelkreis im Körper funktioniert und alle Hormone ordnungsgemäß gebildet sowie an den Zielorganen aufgenommen werden, läuft die Arbeit der Schilddrüse weitestgehend unbemerkt ab. Erst wenn sich Beschwerden wie ständige Müdigkeit, Schluckstörungen oder unerwünschter Gewichtsverlust bzw. -zunahme einstellen, begeben sich die meisten Menschen auf die Suche nach den Ursachen der Beschwerden.

Zu den häufigsten Krankheitsbildern zählen Funktionsstörungen der Schilddrüse. Sie werden eingeteilt in Überfunktion und Unterfunktion.

Bei einer Schilddrüsenüberfunktion sind zu viele Schilddrüsenhormone vorhanden. Deshalb befindet sich der Körper ständig in einem Hochleistungsmodus, ohne Leistungen erbringen zu können. Eine Krankheit, die oft mit der Schilddrüsenüberfunktion in Verbindung steht, ist der Morbus Basedow.

Werden zu wenige Schilddrüsenhormone gebildet, ist die Funktionsfähigkeit des Körpers eingeschränkt. Eine häufig vorkommende Schilddrüsenunterfunktion ist die Autoimmunerkrankung Hashimoto-Thyreoiditis, bei der die Drüse nach und nach ihre Funktion verliert.

Auch eine Vergrößerung der Schilddrüse und Knoten an dem Organ sind häufig. Sie können ebenfalls eine Funktionsstörung der Schilddrüse auslösen. Schilddrüsenknoten können bösartig sein, sie müssen es aber nicht. Insgesamt gehört der Schilddrüsenkrebs zu den seltenen Erkrankungen.

Die folgenden Kapitel sind den häufigen Funktionsstörungen und Krankheiten der Schilddrüse und ihrer Therapie gewidmet. Auf die naturheilkundliche Begleitbehandlung wird besonderes eingegangen.

Symptome einer Funktionsstörung der Schilddrüse (Zusammenfassung)

Funktionsstörungen der Schilddrüse können eine so große Vielzahl von Symptomen hervorrufen, dass eine einfache Liste nicht ausreicht. Der Arzt muss daher umsichtig und differentialdiagnostisch vorgehen (was leider im normalen Hausarztalltag nicht immer möglich ist), um eine sichere Diagnose zu erstellen.

Hier die wichtigsten Symptome:

- Hitze- und Kältewallungen, übermäßiges Schwitzen
- Herzklopfen, Herzrasen oder -stolpern
- Erhöhter Blutdruck
- Schluckstörungen
- Engegefühl im Hals, Atemnot
- Heiserkeit
- Durchfall
- Verstopfung
- Nervosität, Unruhe, Kribbeligkeit
- Zittern, insbesondere der Hände
- Ängstlichkeit bis Panik
- Gewichtsverlust
- Gereiztheit, Weinerlichkeit
- Schlafbeschwerden bis Schlaflosigkeit

Kapitel 2: Die vergrößerte Schilddrüse – Jodmangelkropf

Eine vergrößerte Schilddrüse wird als Struma oder Kropf bezeichnet. Mediziner unterscheiden dabei, ob die Schilddrüse gleichmäßig wächst oder nur Teilbereiche des Organs.

Damit die Schilddrüse die Hormone T4 und T3 bilden kann, benötigt sie das Spurenelement Jod. Fehlt es in der Nahrung, kommt es zu einem Mangel. Dann steuert die Schilddrüse mit dem Ziel entgegen, das vorhandene Jod besser ausnutzen zu können. Sie bildet dann sogenannte Wachstumsfaktoren, welche die Bildung von neuen Schilddrüsenzellen fördern. Dadurch vergrößert sich die Schilddrüse nach und nach. Bei manchen Menschen ist diese Vergrößerung rein äußerlich nicht sichtbar, oder sie wächst nach innen. Andere Menschen entwickeln eine Struma mit der Größe eines Apfels.

Darüber hinaus können folgende Krankheiten ursächlich an der Entstehung einer Schilddrüsenvergrößerung beteiligt sein:

- Entzündungen und Autoimmunerkrankungen wie Hashimoto-Thyreoiditis und Morbus Basedow
- Hormonstörungen, etwa wenn die Schilddrüse unempfänglich gegenüber den Hormonen ist (periphere Schilddrüsenresistenz)
- Bösartige Krebserkrankungen

Vorbeugung

Die beste Vorbeugung für die Entstehung einer Struma ist eine ausreichende Jodversorgung. Erwachsene Menschen nehmen idealerweise täglich 200 μg des Spurenelements zu sich. Unsere tatsächliche Versorgung (z. B. durch jodiertes Speisesalz) liegt jedoch zwischen 50 und 100 μg pro Tag. Um die individuelle Versorgung zu verbessern, sollten daher mehr jodhaltige Lebensmittel verzehrt werden. Verzehren Sie regelmäßig Fisch.

Jodreiche Fischsorten wie Hering oder Seelachs können einer Struma vorbeugen. Besonders jodhaltig sind Seefische und Algen. Informationen zum Bedarf in den unterschiedlichen Lebensphasen finden Sie im Kapitel „Jod“ weiter oben.

Formen der Struma

Es gibt vier verschiedene Möglichkeiten, die Struma einzuteilen.

- Ort im Körper: Liegt die Struma im Bereich des Halses oder auf der Höhe des Brustbeins (normale Lage) sprechen Mediziner von einer **eutopen Struma**. Sie kann auch hinter dem Brustbein, der Luftröhre und am Zungengrund wachsen und heißt dann **dystrope Struma**.
- Struktur der Struma: Wächst die vergrößerte Drüse gleichmäßig, wird von einer **Struma diffusa** gesprochen, bilden sich Knoten beziehungsweise knotige Veränderungen im Organ, ist von **Struma nodosa** die Rede. Diese Knoten können warme und heiße Knoten sein. Eine Diagnose ist nur mittels Szintigramm möglich. **Heiße Knoten** verursachen oft eine Schilddrüsenüberfunktion. **Kalte Knoten** hingegen können eine Schilddrüsenunterfunktion auslösen oder auch Hinweis auf einen bösartigen Schilddrüsentumor sein.
- Eigenschaften der Struma (drei verschiedene): Eine **euthyreote Struma** ist eine vergrößerte Schilddrüse, die aber eine normale Menge Schilddrüsenhormone (T4 und T3) bildet. Die **hyperthyreote Struma** bildet zu viele Schilddrüsenhormone, und eine **hypothyreote Struma** erzeugt zu wenige Schilddrüsenhormone. Eine Vergrößerung der Schilddrüse muss also nicht immer mit einer Funktionsstörung des Organs einhergehen.
- Veränderungen des Schilddrüsengewebes: Eine Struma, die kein bösartiges Gewebe aufweist, eine normale Menge Schilddrüsenhorme bildet und nicht entzündet ist, heißt **blande Struma**. Kommt es hingegen zu bösartigen Veränderungen, wird von einer **Struma maligna** gesprochen.

Symptome

Je nachdem, wie groß die Struma ist und in welche Richtung sie sich bewegt, macht sich dies an verschiedenen Stellen im Hals bemerkbar. Mögliche Symptome sind:

- Atemnot
- Engegefühl im Hals
- Heiserkeit
- Schluckbeschwerden

Eine Struma kann, muss aber nicht mit einer Über- oder Unterfunktion der Schilddrüse zusammenhängen. Wenn zusätzlich eine Funktionsstörung vorliegt, können weitere und für die Funktionsstörung typische Symptome auftreten.

Therapie

Eine Struma kann medikamentös, operativ oder nuklearmedizinisch behandelt werden. Bildet die Struma normale Mengen Schilddrüsenhormone (euthyreote Struma), erfolgt die Therapie in der Regel mit **Jodid-Tabletten**. Dadurch kann die Größe der Struma um bis zu 40 Prozent reduziert werden. Bildet die Schilddrüse zu große oder zu kleine Mengen an Schilddrüsenhormonen, kann ein Medikament, das die freie Form von T4 enthält (L-Thyroxin) zur Reduktion der Struma beitragen.

Eine **Operation** wird dann durchgeführt, wenn die Struma mit Medikamenten nicht zu behandeln ist und Betroffene gleichzeitig aufgrund der vergrößerten Schilddrüse die oben genannten Symptome (Atemnot, Engegefühl im Hals, Heiserkeit und Schluckbeschwerden) aufweisen. Oft wird nur ein Teil des Organs entfernt. Die Schilddrüse schafft es anschließend, ausreichend viele Hormone zu bilden, sodass keine Hormontherapie nötig ist.

Bei einer bösartigen Krebserkrankung ist alles anders. Ob die gesamte Drüse entfernt werden muss, hängt von der Ausdehnung und dem Stadium der Erkrankung ab. Falls die gesamte Schilddrüse entfernt wird, müssen die Hormone ein Leben lang von außen zugeführt werden.

Die nuklearmedizinische Behandlung (**Radiojodtherapie**) wird durchgeführt, wenn eine Überfunktion trotz Medikamenten wiederholt auftritt (z. B. Morbus Basedow, autonomes Schilddrüsenadenom) oder keine Notwendigkeit für eine Operation besteht beziehungsweise wenn diese mit zu hohen Risiken verbunden ist. In dieser Therapie wird radioaktives Jod eingenommen, das überwiegend in der Schilddrüse eingelagert wird und das Gewebe schädigt. Ziel ist es, dass die Funktion von einer Über- in eine Unterfunktion übergeht, die jedoch einfacher zu behandeln und zu kontrollieren ist als eine Überfunktion. Diese Form der Therapie hat somit immer eine langfristige Schilddrüsenhormongabe im Anschluss zur Folge.

Kommt es in Folge einer Hashimoto-Thyreoiditis zu einer Struma, werden meist **Schilddrüsenhormone** verabreicht. Bei einer Struma in Kombination mit einem Morbus Basedow wird in der Anfangsphase der Therapie meist versucht, die Überfunktion herunterzuregulieren, indem Medikamente verabreicht werden, die die Bildung von Schilddrüsenhormonen stoppen (**Thyreostatika**). Manchmal folgen zudem eine Radiojodtherapie oder eine Teilentfernung der Drüse. Bei Hormonstörungen wird in der Regel mit hochdosiertem, synthetisch hergestellten T4 therapiert.

Die unterstützende naturheilkundliche Therapie der Struma

Neben der ursächlichen Behandlung der Struma stehen verschiedene naturheilkundliche Therapien zur Verfügung, die darauf abzielen, die Symptome der Struma zu lindern. Es kann vorkommen, dass eine Schilddrüsenvergrößerung trotz optimaler schulmedizinischer Therapie vorübergehend oder dauerhaft Beschwerden wie Kratzen im Hals, Heiserkeit, Entzündungen im Hals- und Rachenraum und Schluckbeschwerden auslöst. Hier kann die Naturheilkunde helfen. Heilpflanzen wie **Eibisch, Isländisch Moos** und **Spitzwegerich** beruhigen die gereizten Gewebe und mildern Entzündungen ab. Auch zur Vorbereitung auf eine weiterführende Therapie, z. B. eine Operation, können sie helfen – etwa wenn die vergrößerte Schilddrüse zusätzlich das Schlucken erschwert. Die angegebenen Präparate sind Beispiele, die sich aus Sicht der Autorin bewährt haben. Weitere Informationen oder Präparate können Sie in der Apotheke erhalten.

Die Therapie mit Heilpflanzen hat Grenzen. Sollten sich die Beschwerden nach drei bis vier Tagen nicht bessern oder sogar verschlechtern, sollte immer ein Arzt kontaktiert werden. Den Beschwerden können auch andere Ursachen zugrundeliegen. Zudem kann die Struma gemeinsam mit anderen Schilddrüsenerkrankungen wie der Hashimoto-Thyreoiditis auftreten. Daher sind weiterführende und ausführliche Informationen zu unterstützenden naturheilkundlichen Therapien in den Kapiteln der jeweiligen Erkrankungen aufgeführt.
Bleiben Sie in Kontakt mit Ihrem behandelnden Arzt. Gerade wenn Sie zunehmende Schwierigkeiten beim Schlucken bemerken oder ein Kloßgefühl im Hals haben, sollten Sie Ihren Arzt kontaktieren.

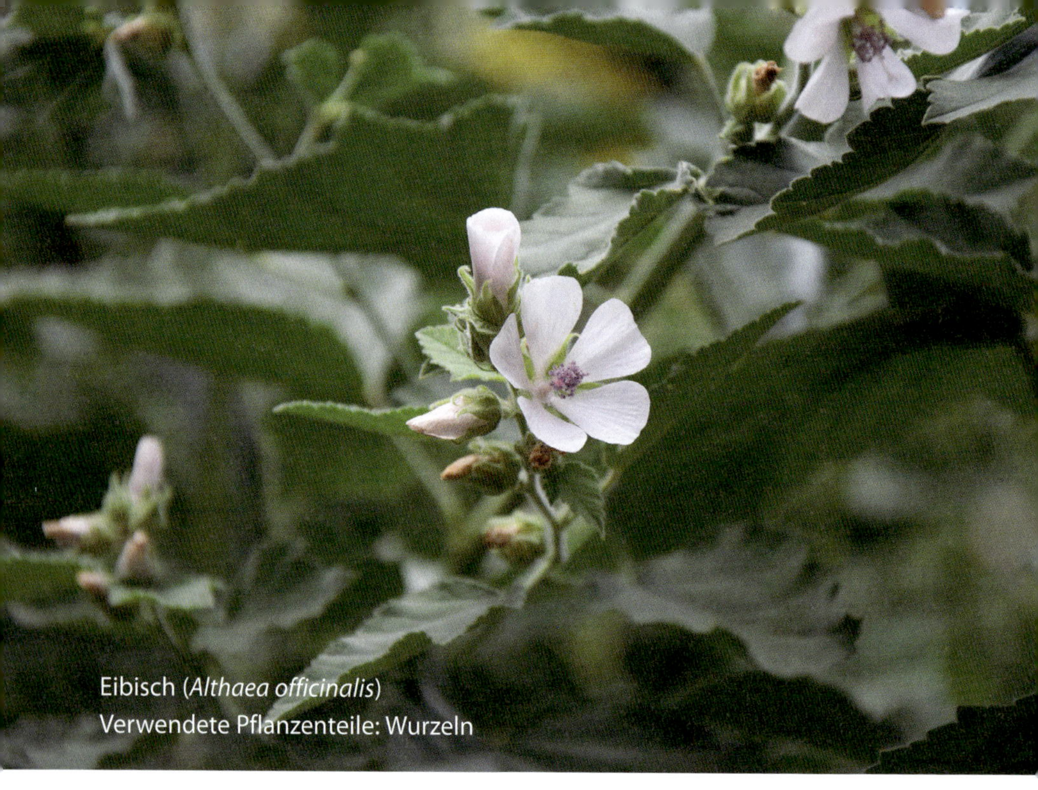
Eibisch (*Althaea officinalis*)
Verwendete Pflanzenteile: Wurzeln

Eibischwurzel gegen Schluckbeschwerden und Heiserkeit bei einer Struma

Der Eibisch (*Althaea officinalis*) ist eine europäische Heilpflanze, die traditionell bei angegriffenen Schleimhäuten im Mund und Rachen sowie bei trockenem Husten eingesetzt wird. Ihre Wurzeln speichern zwischen 10 und 20 Prozent Schleimstoffe, was sehr viel ist. Schleimstoffe sind Kohlenhydratverbindungen wie Galacturonorhamnane, Glucane und Arabinogalactane. In der naturheilkundlichen Therapie werden die Eibischwurzeln eingesetzt.

Zur Wirkung von Schleimstoffen

Schleimstoffe üben generell eine reizlindernde, entzündungshemmende und beruhigende Wirkung aus. Bei Schleimhautkontakt breiten sie sich schützend über die Schleimhäute aus. Die darunterliegende Schleimhaut bleibt dadurch vor Reizungen, etwa durch

Fremdkörper wie Staub, vor Lebensmitteln oder Rauch, Austrocknung und Krankheitskeimen geschützt. Ist sie wund oder entzündet, kann die Schleimhaut in Folge besser abheilen. Einige Schleimstoffe wie der Leinsamen und die Flohsamenschalen verfügen zudem über die Fähigkeit, viel Wasser aufzunehmen. Dadurch entwickeln sie bei Wasserkontakt eine gelartige Konsistenz. Diese Eigenschaft kann sich positiv auf Magen und Darm auswirken: Die Schleimstoffe beruhigen die Schleimhäute in Magen und Darm. Zudem wird ihnen eine pH-neutralisierende Eigenschaft auf den sauren Magensaft zugesprochen, weswegen sie auch bei übermäßiger Magensäurebildung helfen können.

Eine Struma äußert sich oft durch gereizte Schleimhäute im Mund und Rachen sowie durch Heiserkeit und Schluckbeschwerden. Die Schleimstoffe aus den Eibischwurzeln wirken ganz allgemein reizlindernd und schleimhautschützend. Kommen sie mit einer Schleimhautoberfläche in Kontakt, so breiten sie sich wie ein gelartiges Netz über diese aus: Dadurch kann die Nahrung besser gleiten, und das Schlucken fällt leichter.

Dass die Extrakte aus den Eibischwurzeln Schleimhautsymptome im Mund und im Rachen sowie trockenen Husten lindern, wurde in Beobachtungsstudien an fast 1000 Menschen festgestellt. Bei mehr als acht von zehn Studienteilnehmern besserten sich die Beschwerden. Auch die Verträglichkeit war sehr gut. Laborversuche zeigen außerdem, dass die Inhaltsstoffe der Eibischwurzeln die Schleimhautzellen bei Reizungen zu einer schnelleren Regeneration anregen.

In der Summe können Extrakte aus der Eibischwurzel Schluckbeschwerden und Heiserkeit durch eine Struma unterstützend abmildern. Allerdings gibt es bislang nur wenige Studien am Menschen, die die Wirkungen der Eibischwurzel untersuchen und belegen.

Gurgellösung aus Eibischwurzel

Geben Sie 2 g (1 TL) Eibischwurzel (Apothekenqualität) in ein Glas und übergießen diese mit 150 ml kaltem Wasser. 30 Minuten ziehen lassen, dann abfiltern. Die Spülung eine Minute im Mund behalten, danach ausspucken. Bei Bedarf mehrmals täglich wiederholen.

Tipp! Sie können den wässrigen Eibischwurzel-Auszug auch als Tee trinken. Wenn dieser Ihnen kalt nicht schmeckt, können Sie den Auszug auf Trinktemperatur erwärmen. Kochen sollten Sie den Eibischwurzel-Auszug allerdings nicht, da hierbei die Schleimstoffe zerstört werden.

Präparate mit Eibischwurzel (Auswahl)

- **Tee:** Eibischwurzel Tee Klenk®, Eibischwurzel Tee Aurica®, Eibischwurzel Tee Bombastus®
- **Teemischung:** H&S® Reizhustentee Nr. 36
- **Fertigarzneimittel:** Phytohustill® Hustenreizstiller Sirup, Silomat® gegen Reizhusten Eibisch/Honig-Sirup

Gegenanzeigen und Wechselwirkungen

Wenn Sie die Eibischwurzelextrakte als Tee trinken, sollten Sie einen zeitlichen Abstand von ½–1 Stunde zur Einnahme anderer Arzneimittel einhalten. Die Schleimstoffe könnten die Aufnahme anderer Stoffe in den Körper hemmen. Das gilt zum Beispiel auch für Jodid-Tabletten. Für die Anwendung als Gurgellösung gilt diese Vorsichtsmaßnahme nicht.

Da es keine Studien zur Unbedenklichkeit gibt, sollte die Eibischwurzel während der Schwangerschaft und Stillzeit nicht oder nur in Absprache mit dem Arzt eingenommen werden.

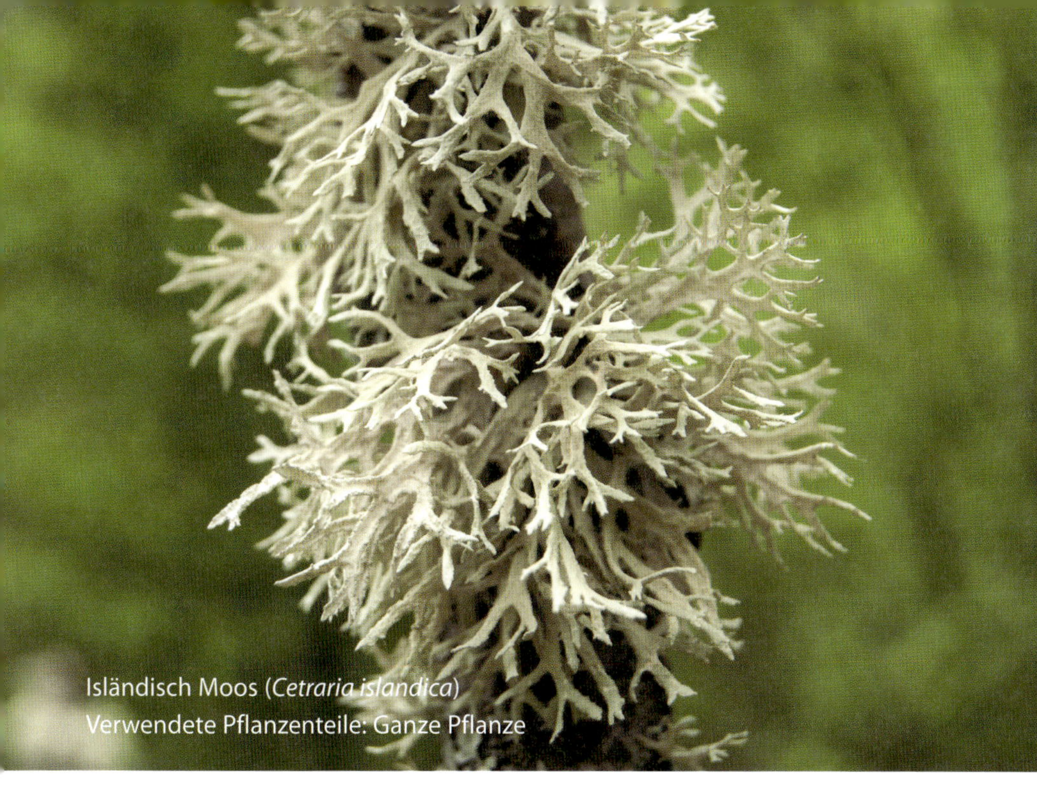
Isländisch Moos (*Cetraria islandica*)
Verwendete Pflanzenteile: Ganze Pflanze

Isländisch Moos gegen Heiserkeit bei einer Struma

Isländisch Moos (*Cetraria islandica*) ist eine Flechte und nicht, wie der Name vermuten lässt, ein Moos. In der Europäischen Union sind die Auszüge aus dem Isländisch Moos als traditionelles Arzneimittel bei Reizungen im Rachen eingestuft. Etwa die Hälfte der wirksamen Inhaltsstoffe im Isländisch Moos sind wasserlösliche Schleimstoffe. Ihre bedeutsamsten Vertreter heißen Lichenin und Isolichenin. Darüber hinaus spielt die entzündungshemmende Usninsäure eine wichtige Rolle. Sie hemmt das Wachstum und die Vermehrung von Mikroorganismen wie Bakterien.

Je nachdem, wie groß eine Struma ist, kann die Schilddrüse auf die Luftröhre drücken und die Stimmbänder angreifen. Werden die Stimmbänder (genauer Stimmlippen) dauerhaft durch den Druck gereizt, kann deren Schleimhaut zu trocken werden, und es entsteht Heiserkeit. Die Schleimstoffe von Isländisch Moos legen sich einhüllend und schützend über die Stimmbänder und andere Bereiche im Mund- und Rachenraum. Dadurch werden die Stimmbänder befeuchtet, und die Heiserkeit lässt nach. Auch bei leichten Entzündungen im Mund-/Rachenraum kann Isländisch Moos helfen: Die enthaltene Usninsäure hemmt das Wachstum von Krankheitskeimen, die sich bei angegriffenen Schleimhäuten generell leichter vermehren können.

In einer Beobachtungsstudie nahmen 61 Patienten nach einer Operation an der Nasenscheidewand zur Vorbeugung von Heiserkeit, Trockenheit und Entzündungen der Schleimhäute Isländisch Moos-Lutschpastillen ein. Die Pastillen zeigten den gewünschten Effekt.

Die Anwendung von Isländisch Moos bei Entzündungen beruht weitestgehend auf Erfahrungswissen. In Labor- und Tierversuchen konnte allerdings die antimikrobielle Wirkung des Inhaltsstoffs Usninsäure bestätigt werden. Getestet wurde der Effekt auf das Bakterium *Staphylococcus aureus*, ein Erreger, der zum Beispiel Lungenentzündungen, Hautentzündungen und Muskelerkrankungen auslösen kann. Isländisch Moos trägt möglicherweise ein hohes Potential für die Vorbeugung und unterstützende Behandlung von Erkrankungen der Atemwege. Bislang gibt es aber nur wenige Studien, die Belege für seine Wirksamkeit liefern.

Teezubereitung aus Isländisch Moos

Geben Sie 1,5 g (1 TL) Isländisch Moos (Apothekenqualität) in ein Glas und übergießen dieses mit 150 ml kaltem Wasser. 10 Minuten ziehen lassen, dann abfiltern. Den Tee bei Bedarf auf Trinktemperaturen erwärmen (nicht kochen!) und in kleinen Schlucken trinken. Täglich bis zu 4 Tassen Isländisch Moos-Tee trinken.
Tipp! Sie können mit dem Tee aus Isländisch Moos alternativ gurgeln. Behalten Sie die Flüssigkeit rund 1 Minute im Mund und gurgeln Sie damit, danach ausspucken. Bei Bedarf mehrfach täglich wiederholen.

Isländisch Moos ist zudem als Medizinprodukt in Form von Lutschpastillen zugelassen und in Apotheken und Drogeriemärkten erhältlich.

Präparate mit Isländisch Moos (Auswahl)

- **Tee:** Isländisch Moos Caelo®, Isländisch Moos Klenk®
- **Teemischung:** Sidroga® Husten und Bronchialtee

- **Fertigarzneimittel:** Aspecton® Junior Hustenstiller Isländisch Moos Saft, Aspecton® Hustenstiller Isländisch Moos Saft, Aspecton® Halstabletten Anis
- **Fertigarzneimittel (Kombinationspräparate):** Neo Angin® junior Halsschmerzsaft, Broncholind® Bronchial Husten-Sirup

Gegenanzeigen und Wechselwirkungen

Da Isländisch Moos Schleimstoffe enthält, könnte sich die Aufnahme anderer gleichzeitig eingenommener Arzneimittel verzögern. Bitte nehmen Sie Zubereitungen mit Isländisch Moos in einem zeitlichen Abstand von ½–1 Stunde zur Einnahme anderer Arzneimittel ein. Da es keine Studien zur Unbedenklichkeit gibt, sollte Isländisch Moos während der Schwangerschaft und Stillzeit nicht oder nur in Absprache mit einem Mediziner eingesetzt werden.

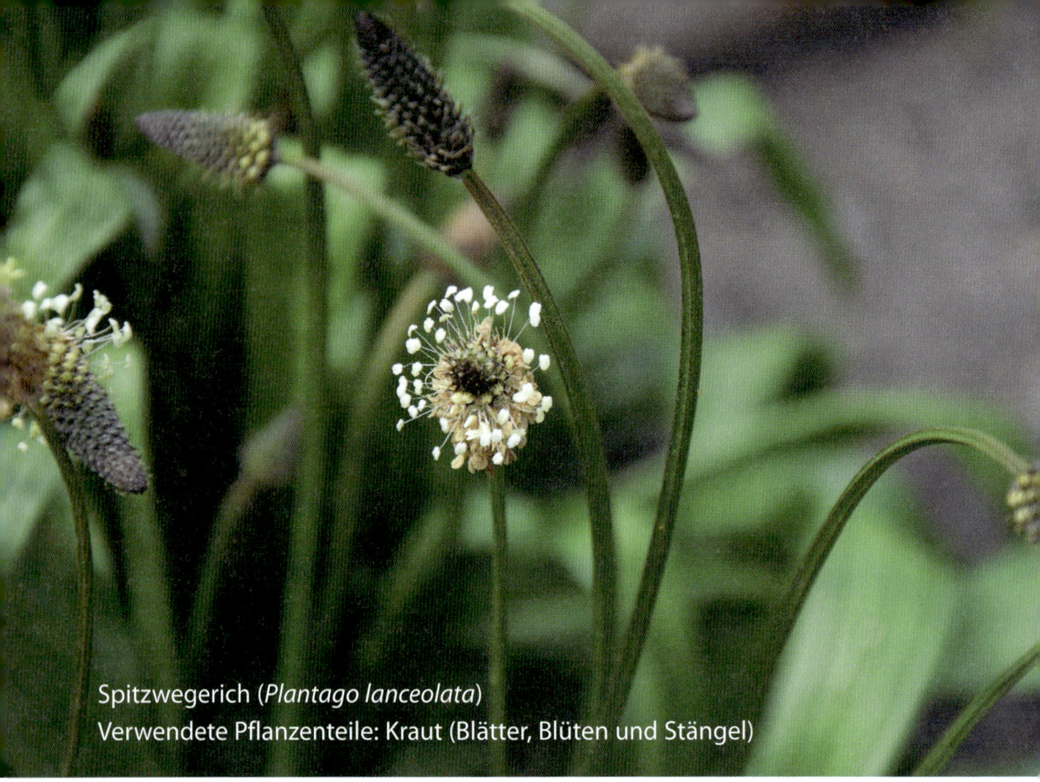
Spitzwegerich (*Plantago lanceolata*)
Verwendete Pflanzenteile: Kraut (Blätter, Blüten und Stängel)

Spitzwegerichkraut gegen Reizungen und Schluckbeschwerden durch eine Struma

Der Spitzwegerich (*Plantago lanceolata*) ist auf nahezu allen Erdteilen anzutreffen. Als Heilpflanze ist er in Europa als traditionelles Arzneimittel eingestuft und wird zur Linderung von Reizungen im Rachen eingesetzt. In der Medizin kommen die Extrakte aus dem Spitzwegerichkraut – den oberirdischen Teilen der Pflanze – zum Einsatz. Es enthält verschiedenste Inhaltsstoffe, von denen Schleimstoffe, Kieselsäure und Gerbstoffe für die symptomatische Behandlung der Struma besonders interessant sind. Weiterhin enthält das Spitzwegrichkraut Iridoidglykoside, Phenylethanoide und Phenylcarbonsäuren.

Eine stark vergrößerte Schilddrüse kann aufgrund ihrer Größe auf umliegende Organe drücken und dadurch etwa die Luft- und/oder Speiseröhre reizen beziehungsweise Schluckbeschwerden auslösen. Hier kann der Spitzwegerich zur Überbrückung oder Begleitung der Therapie zur Linderung der Beschwerden helfen. Während sich die Schleimstoffe des

Krauts schützend über die Schleimhäute im Halsbereich legen und so Reizungen abmildern, lindern Gerbstoffe durch ihre zusammenziehende Wirkung auf die Schleimhäute Reizungen. Dadurch können kleinste Wunden schneller abheilen, und das Schlucken wird erleichtert. Letzteres ist wichtig, weil viele Strumapatienten Schwierigkeiten beim Schlucken „größerer Brocken" haben und sich leicht verschlucken. Die Kieselsäure trägt außerdem zu einer beschleunigten Wundheilung bei.

Eine Beobachtungsstudie mit 593 Teilnehmern ergab, dass die Einnahme von Spitzwegerichkrautextrakten bei acht von zehn Menschen zu einer Linderung von Halsschmerzen führt. Die Teilnehmer der Studie litten an Atemwegsinfekten und Husten: Sieben von zehn Patienten berichteten, dass sie nach Einnahme der Extrakte weniger Husten hatten.

Fazit: Extrakte aus dem Spitzwegerichkraut können Reizungen und Schluckbeschwerden durch eine Struma unterstützend lindern. Es gibt aber nur wenige Studien am Menschen, die die Wirkungen von Spitzwegerichkraut untersuchten. Die Heilpflanze lässt sich gut mit der Eibischwurzel und mit Isländisch Moos kombinieren.

Gurgellösung aus Spitzwegerich

Geben Sie 1,5 g (1 TL) Spitzwegerichkraut (Apothekenqualität) in ein Glas und übergießen dieses mit 150 ml kaltem Wasser. 30 Minuten ziehen lassen, dann abfiltern. Den Auszug bei Bedarf auf Trinktemperatur erwärmen (nicht kochen!). Einen kleinen Schluck der Gurgellösung in den Mund nehmen, damit zwei bis drei Minuten gurgeln, danach ausspucken. Bei Bedarf mehrmals täglich wiederholen.
Tipp! Sie können die Spitzwegerichzubereitung auch als Tee trinken. Wenn dieser Ihnen kalt nicht schmeckt, können Sie den Auszug auf Trinktemperatur erwärmen. Das Kochen würde die Schleimstoffe im Spitzwegerichauszug zerstören. Täglich bis zu 4 Tassen Tee trinken.

In Apotheken, Reformhäusern und Drogerien ist Spitzwegerich als Presssaft erhältlich. Dieser eignet sich zur Reizlinderung im Mund und Rachen aufgrund von Husten.

Präparate mit Spitzwegerich (Auswahl)

- **Tee:** Spitzwegerichblätter Tee Caelo®, Spitzwegerichkraut Klenk®, Spitzwegerichblätter geschnitten ApoFit, Spitzwegerichblätter Arzneitee Salus®, Sidroga® Spitzwegerich, Spitzwegerichblätter Bombastus®
- **Teemischung:** Husten- und Bronchialtee Bombastus®, H&S® Husten- und Bronchialtee N, Sidroga® Husten- und Bronchialtee Filterbeutel
- **Fertigarzneimittel:** Broncho-Sern Sirup Truw®, Doppelherz© Spitzwegerich Hustensaft V
- **Heilpflanzensaft:** Drapal® Bio-Spitzwegerich Pflanzensaft, Naturreiner Heilpflanzensaft Spitzwegerich Schoenenberger

Gegenanzeigen und Wechselwirkungen

Da es keine Studien zur Unbedenklichkeit gibt, sollten Spitzwegerichextrakte während der Schwangerschaft und Stillzeit nicht oder nur in Absprache mit dem Arzt verwendet werden.

Kapitel 3: Überfunktionen der Schilddrüse

Bei einer Überfunktion der Schilddrüse werden zu viele Schilddrüsenhormone gebildet. Das führt zu einer Beschleunigung der Stoffwechselprozesse im Körper und zu verschiedenen Beschwerden. Häufige Symptome sind etwa übermäßiges Wärmegefühl oder Schwitzen, Unruhe, Rastlosigkeit, Gewichtsverlust. Ursachen der Schilddrüsenüberfunktion sind oftmals heiße Knoten in der Schilddrüse und eine Schilddrüsenautonomie. Dann kommt es oft zu Beschwerden wie Schluckstörungen oder einem Engegefühl im Hals. Auch die Autoimmunerkrankung Morbus Basedow ist durch eine Überfunktion der Schilddrüse geprägt. Betroffene leiden bei dieser Erkrankung oft an zu hohem Blutdruck, Schlaf- und Herzrhythmusstören. Besonders gefürchtet sind die Augensymptome beim Morbus Basedow. Zudem können Entzündungen des Organs und Krebserkrankungen in seltenen Fällen eine Überfunktion der Schilddrüse bewirken. Dem Thema Schilddrüsenkrebs ist ein eigenes Kapitel weiter hinten im Buch gewidmet.

Schilddrüsenüberfunktion durch Medikamente

Es kann vorkommen, dass eine Schilddrüsenüberfunktion verstärkt auftritt, weil andere Erkrankungen bestehen und diese medikamentös behandelt werden. Besonders häufig ist dies bei Herzerkrankungen, wie z.B. Herzrhythmusstörungen, der Fall. Der Arzneimittelwirkstoff Amiodaron zur Behandlung von Herzrhymusstörungen beeinflusst die Schilddrüsenfunktion. Zudem enthält das Medikament viel Jod. Wird es über einen langen Zeitraum eingenommen, kann der Wirkstoff auch bei zuvor gesunden Menschen eine Schilddrüsenüberfunktion auslösen. Eine bereits bestehende Erkrankung kann sich verstärken und verschlechtern. Besteht eine schwere Schilddrüsenüberfunktion, kann die Einnahme des Medikaments sogar eine lebensbedrohliche Verschlechterung der Überfunktion auslösen.

Andere Herzmedikamente mit Wirkstoffen wie Chinidin und Digitalis können die Wirkung von Schilddrüsenhormonen auf das Herz verstärken. Dadurch werden dann beispielsweise Herzrhymusstörungen verschlimmert.

Heiße Knoten in der Schilddrüse und Schilddrüsenautonomie

Bei etwa einem Drittel der deutschen Erwachsenen bilden sich in der Schilddrüse Knoten. Ein Schilddrüsenknoten entsteht in abgegrenzten Gebieten in dem Organ, also punktuell. Dies ist auch ein wichtiges Abgrenzungsmerkmal gegenüber der Struma, bei der die Schilddrüse oft gleichmäßig vergrößert ist. In vielen Fällen sind Schilddrüsenknoten harmlos und werden von den Betroffenen nicht bemerkt. Manchmal stoppt das Wachstum des Knotens darüber hinaus von alleine, andere Knoten wachsen jedoch mit der Zeit. Bildet die Schilddrüse aufgrund der Knoten zu viele Schilddrüsenhormone, wird von einem warmen oder heißen Knoten gesprochen, wobei dasselbe gemeint ist. Ein heißer Schilddrüsenknoten speichert viel Jod. Führt ein Arzt eine Untersuchung (Szintigramm) am Organ durch, wird die Jodansammlung in gelber oder roter Farbe sichtbar.

Der häufigste Grund für die Entstehung eines Schilddrüsenknotens ist ein Jodmangel. Auch genetische Veränderungen können einen heißen Knoten in der Schilddrüse verursachen. Dabei reagieren die Schilddrüsenzellen nicht mehr richtig auf das Hormon TSH und produzieren ständig Schilddrüsenhormone. Diese Mehrproduktion kann weit über den persönlichen Bedarf hinausgehen und zu Beschwerden führen. Das Schilddrüsengewebe steht demnach unter ständigem Produktionszwang. Als Folge kann es zur Bildung von Knoten kommen, die als autonomes Adenom bezeichnet werden. Aber auch das gesamte Schilddrüsengewebe kann von der Autonomie betroffen sein und eigenmächtig unkontrolliert Hormone bilden. Deshalb sprechen Mediziner auch von einer Schilddrüsenautonomie.

Es kommen aber auch gutartige Tumoren, Zysten und Krebserkrankungen etwa im Halsbereich in Frage. Ein heißer Knoten ist so gut wie nie bösartig.

Vorbeugung

Zu den wirksamsten Vorbeugungsmaßnahmen von Schilddrüsenknoten und Schilddrüsenautonomie gehört eine ausreichende Jodversorgung. Besonders während der Schwangerschaft ist eine ausreichende Jodversorgung wichtig. In dieser Zeit braucht der Körper mehr Jod als sonst. Aus diesem Grund werden in der Schwangerschaft oftmals Jodtabletten verordnet, was das Risiko der Entstehung von Schilddrüsenknoten verringern kann.

Vorsicht im Umgang mit jodreichen Lebensmitteln ist bei einer bestehenden Schilddrüsenüberfunktion geboten: Hier könnte das Spurenelement die Funktion des Organs weiter beschleunigen.

Symptome

Wenn heiße Knoten oder die autonome Schilddrüse stark vergrößert sind und zu einer Überfunktion des Organs führen, kann es zu Engegefühlen im Hals, zu Heiserkeit und Schluckbeschwerden kommen. Gleichzeitig sind Symptome der Schilddrüsenüberfunktion möglich, zum Beispiel übermäßiges Schwitzen, Durchfall und Unruhe.

Therapie

Wenn der heiße Knoten oder die autonome Schilddrüse Beschwerden bereiten, ist eine Therapie nötig. Generell ist es aber immer sinnvoll, den Knoten beziehungsweise das Organ regelmäßig untersuchen zu lassen. Beim Vorliegen von Beschwerden kommen grundsätzlich drei Behandlungsmethoden in Frage:

- Eine **Schilddrüsenhormontherapie**: Voraussetzung für eine medikamentöse Therapie ist, dass der heiße Knoten selbst keine Hormone bildet. Wenn er also keine Hormone bildet, kann das weitere Wachstum des heißen Knotens durch die Einnahme von Schilddrüsenhormonen, oft in Kombination mit Jod, reduziert oder gestoppt werden. Verursacht der heiße Knoten etwa durch seine Größe Beschwerden und kann nicht oder kaum noch durch Schilddrüsenhormone beeinflusst werden, wird eine alternative Therapie empfohlen.

- Die **Radiojodtherapie:** Durch kleine Mengen radioaktives Jod werden die überaktiven Schilddrüsenzellen des heißen Knotens gezielt zerstört. Besonders häufig kommt die Methode bei autonomen Adenomen oder beim Morbus Basedow zum Einsatz. Eine Radiojodtherapie erfolgt durch die Einnahme einer Kapsel und wird über zwei Tage stationär in Spezialeinrichtungen durchgeführt. Häufig kommt es nach der Behandlung (beabsichtigt und erwartet) zu einer Unterfunktion der Schilddrüse, die mittels Schilddrüsenhormontherapie dann problemlos langfristig behandelt wird.
- Eine **Operation der Schilddrüse:** Bei einer Operation wird je nach Schweregrad des heißen Knotens oder der Drüse die gesamte Schilddrüse entfernt, ein Schilddrüsenlappen oder nur der heiße Knoten. Eine Schilddrüsenoperation wird normalerweise nur dann durchgeführt, wenn ein Verdacht auf eine Krebserkrankung besteht oder die Schilddrüse zusätzlich zum heißen Knoten stark vergrößert ist (Struma).

Morbus Basedow

Frauen sind sechsmal häufiger betroffen als Männer: Die Rede ist vom Morbus Basedow. Das Wort „Morbus“ ist lateinisch und bedeutet „Krankheit“. Bei Morbus Basedow handelt es sich um eine Autoimmunerkrankung. Das heißt, dass sich das körpereigene Abwehrsystem gegen den eigenen Körper richtet und Antikörper bildet. Im Falle des Morbus Basedow heißen die wichtigsten Antikörper TSH-Rezeptor-Autoantikörper, kurz TRAK (siehe auch Kapitel „Laboruntersuchungen“).

Normalerweise steuert der Botenstoff TSH die Bildung und Ausschüttung von Schilddrüsenhormonen. Die TRAK verfügen über vergleichbare Eigenschaften wie das TSH. Kommt es zu einem Kontakt der TRAK auf den Oberflächen der Schilddrüsenzellen, wird den Zellen vorgetäuscht, dass es sich um TSH handelt. Als Folge produzieren sie übermäßig viele Schilddrüsenhormone, die auf Dauer zu Beschwerden wie

Unruhe, Gewichtsverlust und als Begleiterkrankung hervorstehenden Augen (dem sogenannten Exophthalmus) führen.

Der Morbus Basedow muss nicht zwangsläufig eine Überfunktion der Schilddrüse auslösen, auch das Gegenteil kann manchmal der Fall sein. In diesem Fall lösen blockierende Antikörper zu Beginn der Erkrankung eine Schilddrüsenunterfunktion aus. In der Praxis wird dieses frühe Stadium der Erkrankung jedoch nur selten diagnostiziert.

Eine weitere Schwierigkeit beim Morbus Basedow besteht darin, dass eine entzündliche Erkrankung der gesamten Schilddrüse entstehen kann. Zwar haben Betroffene kein Fieber, die Drüse kann sich allerdings stark vergrößern, und auch die Durchblutung kann dann massiv gesteigert sein.

Über die Auslöser des Morbus Basedow ist bis heute wenig bekannt. Forscher vermuten jedoch, dass die genetische Veranlagung eine Rolle spielt. Auch könnten übermäßiger Stress, psychische Belastungen und Rauchen die Entstehung der Autoimmunerkrankung begünstigen.

Krankheitsentstehung und Vorbeugung

Man konnte in Untersuchungen feststellen, dass viele Patienten mit der Basedowschen Erkrankung unmittelbar vor Krankheitsausbruch starken seelischen Belastungen – besonders Verlust oder Trennung – ausgesetzt waren. Der Literatur ist zu entnehmen, dass bei den Patienten gehäuft Arbeitsplatzverluste, Todesfälle oder Scheidungen stattfanden.

Nicht immer lassen sich stressreiche Lebensphasen vollständig vermeiden. Das gleiche gilt für psychische Belastungen. Dennoch könnten sich Maßnahmen für mehr innere Balance positiv auswirken – nicht nur für den Alltag, sondern auch als Vorbeugungsmaßnahme für die Entstehung von Morbus Basedow. Dies gilt insbesondere dann, wenn die Erkrankung familiär gehäuft vorliegt. In diesem Fall ist es sehr wichtig, nicht zu rauchen bzw. nicht damit zu beginnen.

Symptome

Der Morbus Basedow kann im wahrsten Sinne des Wortes über Nacht und ohne Vorankündigung kommen. Allerdings gehen oftmals Virusinfekte oder eine psychisch belastende Lebensphase voraus. Die Krankheit äußert sich zu Beginn nahezu immer mit körperlichen Symptomen wie zum Beispiel:

- Ängstlichkeit bis Panik
- Erhöhter Blutdruck
- Herzsymtome wie Herzklopfen, Herzrasen oder -stolpern
- Gewichtsverlust
- Kribbeligkeit und Unruhe
- Schlafbeschwerden bis Schlaflosigkeit
- Schwitzen
- Ungewöhnlich häufiger Stuhlgang bis Durchfall
- Zittern, insbesondere der Hände

Ein Morbus Basedow kann außerdem zusammen mit einer Schilddrüsenvergrößerung auftreten, mit Knoten an der Schilddrüse und in einigen Fällen mit Symptomen der Augen.

Augensymptome bei Morbus Basedow

Patienten mit Funktionsstörungen der Schilddrüse haben als Augensymptom häufig eine Tränenfilmstörung (z.B. trockenes Auge, Fremdkörpergefühl), aber auch Schwellungen der Lider und der Bindehaut.

Beim Morbus Basedow können die Augensymptome besonders schwerwiegend sein. In der Fachsprache spricht man von endokriner Orbitopathie, d.h. eine durch Antikörper ausgelöste Entzündung des Fettgewebes in der Augenhöhle. Die endokrine Orbitopathie ist ein eigenes Krankheitsbild, bei dem die Entzündungsreaktionen dazu führen, dass die Augen sozusagen aus dem Kopf gedrückt werden.

Als Symptome treten häufig Doppelbilder auf. Hinzu kommt das entstellende Äußere mit vorstehenden roten Augen, die Patienten sehr belasten. Dieser Stress kann dazu führen, dass sich das Krankheitsbild, das u.a. durch Stress verursacht ist, weiter verschlechtert („Teufelskreis"). Bei fortschreitender Erkrankung kommt es zu Sehstörungen, Doppelbildern, Gesichtsfeldausfällen und einer Erhöhung des Augeninnendruckes (Grüner Star). Meist liegen gleichzeitig zwei oder mehrere Symptome vor.

Therapie

Anders als viele andere Autoimmunerkrankungen kann der Morbus Basedow mit Hilfe von Medikamenten ausheilen. Die Erfolgsaussichten liegen bei rund 50 Prozent, es sei denn, die Erkrankung besteht bereits über einen längeren Zeitraum und wurde nicht behandelt. Dann ist die Erfolgsquote niedriger. Gleiches gilt für Raucher: Bei ihnen sind Behandlungerfolge ebenfalls seltener.

In der medikamentösen Therapie werden Arzneimittel eingesetzt, die **Thyreostatika** heißen und die Bildung der Schilddrüsenhormone unterdrücken. Bis das Medikament wirkt, vergehen bis zu 10 Tage, weil die Drüse bereits Hormone gebildet hatte, die noch aktiv sind. Treten unerträglich starke Zeichen wie Gereiztheit, Schlaflosigkeit, Herzrasen und Zittern auf, kann vorübergehend ein **Betablocker** verordnet werden.

Heilpflanzen wie der **Herzgespann** und der **Wolfstrapp** kommen ebenfalls für die Behandlung von Symptomen wie Herzrasen in Frage. Beide Heilpflanzen werden im nächsten Kapitel ausführlicher besprochen. Bis deren Wirkung voll eintritt, können jedoch mehrere Wochen vergehen. Sie sind bei akuten Beschwerden nicht geeignet, wohl aber langfristig als unterstützende Therapie bei leichteren Symptomen.

Die Therapie mit Thyreostatika erfolgt in der Regel über einen Zeitraum von 12 bis 18 Monaten. In diesem Zeitraum normalisiert sich nicht nur das körperliche und seelische Befinden, auch die Blutwerte normalisieren sich wieder, insbesondere der TSH-Wert. Zwar können die Zeichen der Erkrankung bereits nach wenigen Monaten vergangen sein, das Medikament sollte jedoch nicht abgesetzt, sondern in der Dosis angepasst werden, da es ansonsten ein erneutes und schnelles Aufflammen der Erkrankung begünstigt. Bei rund der Hälfte der Betroffenen ist die Therapie langfristig erfolgreich, aber es gibt auch Menschen, die die medikamentöse Therapie regelmäßig wiederholen müssen oder solche, bei denen die Medikamente nicht oder nicht ausreichend anschlagen.

In diesem Falle kommt zum Beispiel die **Radiojodtherapie** in Frage. Ziel der Radiojodtherapie bei Morbus Basedow ist es, die langfristigen Medikamentennebenwirkungen durch die Thyreostatika zu vermeiden. Andererseits kann eine Radiojodtherapie eine Schilddrüsenunterfunktion zur Folge haben, sodass ein Leben lang künstliche Schilddrüsenhormone eingenommen werden müssen.

Eine **Operation** beim Morbus Basedow kommt in Frage, wenn die Schilddrüse sehr stark vergrößert ist, also parallel eine Struma oder Knoten bestehen. Manchmal wird auch bei sehr ausgeprägten Augensymptomen eine Operation vorgeschlagen, bei der die Drüse entweder ganz oder teilweise entfernt wird. Auch nach der Operation müssen Betroffene ein Leben lang Schilddrüsenhormone einnehmen.

Die unterstützende naturheilkundliche Therapie der Schilddrüsenüberfunktion

Zur Linderung von Symptomen durch eine Schilddrüsenüberfunktion trägt zunächst ein gesunder Lebensstil bei: regelmäßige körperliche Bewegung, Zeit für Entspannung und eine gesunde Ernährung spielen hierbei bedeutsame Rollen.

Zudem müssen Erkrankungen, die sich durch eine Schilddrüsenüberfunktion zeigen, ursächlich behandelt werden. Optimalerweise führt die schulmedizinsiche Therapie zur Beschwerdefreiheit. Ist dies nicht der Fall, kann es sinnvoll sein, die Versorgung mit bestimmten Vitalstoffen wie Selen und L-Carnitin im Blut zu überprüfen. Wie sich in Beobachtungsstudien herausgestellt hat, sind Menschen mit einer Schilddrüsenüberfunktion besonders häufig von einem Mangel betroffen, der zu diffusen Beschwerden führen kann.

Bei heißen Knoten in der Schilddrüse, Schilddrüsenautonomie und Morbus Basedow bietet die Apotheke der Natur bei einer leichten Überfunktion zudem zahlreiche „Unterstützer", um die Symptome zu lindern und die Bildung und Ausschüttung von Schilddrüsenhormonen zu beeinflussen. Dazu gehören zum Beispiel der **Herzgespann** und der **Wolfstrapp**.

Außerdem können verschiedene Heilpflanzenstoffe, Mineralstoffe, Spurenelemente, Vitamine und vitaminähnliche Substanzen dabei helfen, häufige Symptome der Schilddrüsenüberfunktion abzumildern. Symptome sind beispielsweise übermäßiges Schwitzen, Unruhe und Schlafbeschwerden. Während **Walnussblätter** bei starkem Schwitzen helfen können, lindern die Extrakte aus der **Passionsblume** zuverlässig körperliche und seelische Beschwerden. Besonders für Menschen, die sich aufgrund der Überfunktion ständig kribbelig und wie unter Strom gesetzt fühlen, ist die Wirkung der Heilpflanze oftmals ein echter Segen.

Da das Spurenelement **Selen** eine zentrale Funktion in der Entgiftung von schädlichen Stoffwechselprodukten der Schilddrüse hat, nimmt es in der unterstützenden naturheilkundlichen Therapie einen wichtigen Stellenwert ein. Außerdem könnte Selen die gefürchteten Augensymtome beim Morbus Basedow abschwächen. Welche Rolle Antioxidantien wie **Vitamin A, E** und **Beta-Carotin** bei einer Überfunktion der Schilddrüse spielen, wird derzeit noch genauer untersucht. Erste Studienergebnisse deuten aber darauf hin, dass sie einen positiven Einfluss auf das Voranschreiten von Schilddrüsenerkrankungen haben können und die Augensymptome beim Morbus Basedow lindern. Bestehen trotz optimaler Einstellung der Schilddrüsenwerte Beschwerden durch die Überfunktion, kann **L-Carnitin** dabei helfen, die Symptome weiter abzuschwächen. Die angegebenen Präparate sind Beispiele, die sich aus Sicht der Autorin bewährt haben. Weitere Informationen oder Präparate können Sie in der Apotheke erhalten.

Die Grenzen der unterstützenden naturheilkundlichen Therapie und des gesunden Lebensstils sind dann erreicht, wenn trotz Einhaltung aller Maßnahmen keine Besserung der Beschwerden oder – schlimmer noch – eine Verschlechterung des Gesundheitszustands eintritt. Bleiben Sie daher in Kontakt mit Ihrem behandelnden Arzt. Gerade wenn Sie zunehmende Beschwerden wie Schlafstörungen bemerken oder sich unruhig und gereizt fühlen, sollten Sie Ihren Arzt kontaktieren.

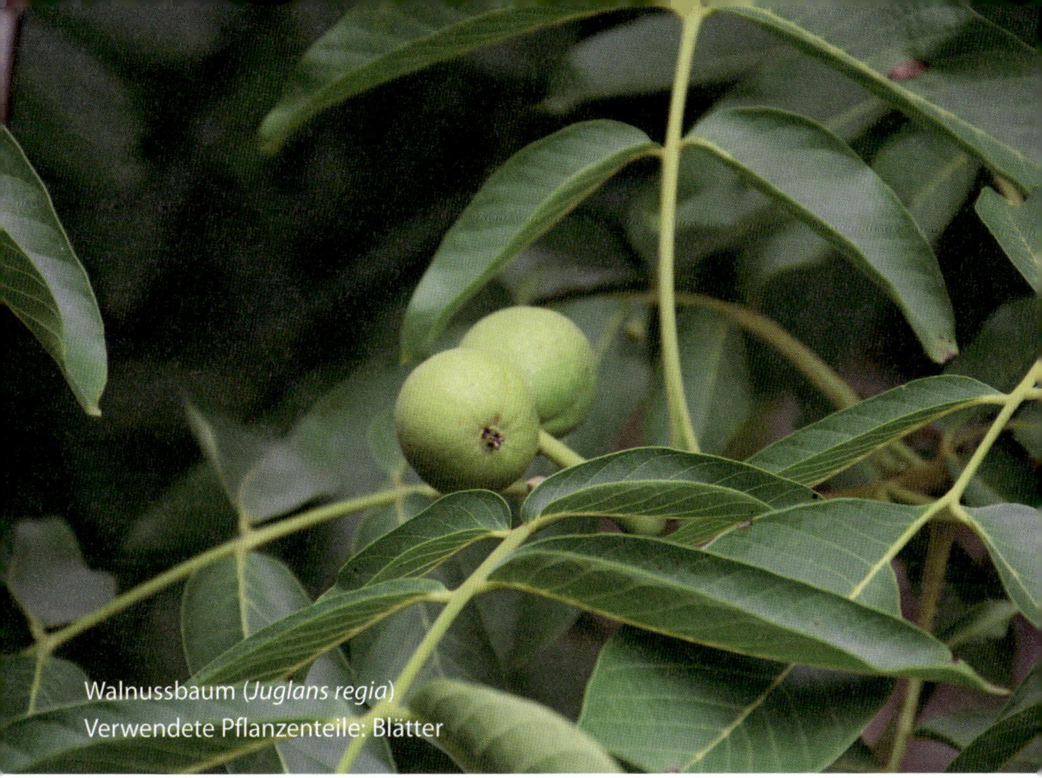
Walnussbaum (*Juglans regia*)
Verwendete Pflanzenteile: Blätter

Walnussblätter gegen übermäßige Schweißbildung

Der Walnussbaum (*Juglans regia*) ist seit über 2000 Jahren nördlich der Alpen anzutreffen. Während seine Früchte, die Walnüsse, ein Lebensmittel sind, werden die Blätter des Baums therapeutisch eingesetzt. Diese sind in Europa als traditionelles Arzneimittel eingestuft und werden gegen starkes Schwitzen etwa an Händen und Füßen empfohlen. Walnussblätter sind besonders reich an Gerbstoffen und Flavonoiden: Beide Inhaltstoffgruppen sind für die symptomatische Behandlung der Schilddrüsenüberfunktion interessant.

Wissenswertes über Gerbstoffe

Gerbstoffe sind im Pflanzenreich häufig anzutreffen. Sie dienen den Pflanzen als Schutz gegenüber Fressfeinden und vor Fäulnis. Wegen ihrer chemischen Struktur werden Gerbstoffe bis heute zum Gerben von tierischen Häuten verwendet: Sie vernetzen die Eiweißmoleküle, sodass die Haut nur noch wenig aufquellen kann und gegen mikrobielle Einflüsse weitestgehend resistent wird. Durch diesen Prozess entsteht Leder. Auch in der Medizin erweist sich diese Eigenschaft als nützlich, da Gerbstoffe – natürlich in viel kleineren Mengen – z. B. mit den Eiweißen verletzter Schleimhäute reagieren. Während der Reaktion wird Wasser, das an die Eiweiße gebunden ist, durch die Gerbstoffe verdrängt. In Folge können die Eiweiße von den Mikroorganismen nur noch schwer abgebaut werden. Dadurch heilt ein verletztes, entzündetes Gewebe besser ab.

Eine Schilddrüsenüberfunktion geht oft mit erhöhtem Wärmegefühl und Schwitzen einher, da die Stoffwechselprozesse beschleunigt ablaufen. Starkes Schwitzen im Gesicht, an den Händen und anderen Körperstellen wird von Betroffenen oft als unangenehm empfunden.

Die Inhaltsstoffe der Walnussblätter wirken antientzündlich und zusammenziehend auf die Hautgewebe und die kleinsten Blutgefäße (Kapillaren). Bei starkem Schwitzen führt die zusammenziehende (adstringierende) Wirkung der Inhaltsstoffe zu einer leichten Verdichtung der Blutgefäße und des Hautgewebes. Dadurch wird die Abgabe von Schweiß nach außen reduziert. Das Wissen über die Wirkungen beruht auf langjähriger Erfahrung.

Waschung mit Walnussblättern

Geben Sie 2–3 g (2 gehäufte TL) Walnussblätter (Apothekenqualität) in eine Tasse oder einen kleinen Topf und übergießen diese mit 250 ml kochend heißem Wasser. Ansatz zudecken, 15 Minuten ziehen lassen, dann abfiltern. Den Extrakt abkühlen lassen, bis er lauwarm ist, dann einen Waschlappen, ein Handtuch oder eine Kompresse darin tränken. Mit dem Waschlappen 2-mal täglich eine Waschung durchführen oder als Kompresse auf die betroffene(n) Hautstelle(n) legen und den Extrakt bis zu 30 Minuten einwirken lassen.

Präparate mit Walnussblättern (Auswahl)

- **Tee:** Walnussblätter Caelo®, Walnussblätter Klenk®
- **Produkte mit Walnussextrakten:** Bio Reinexlexir Walnuss Tropfen SellCos, Schwarz-Walnuss Pflanzenextrakt

Gegenanzeigen und Wechselwirkungen

Die Walnussblätterkompressen sollten nicht länger als eine Woche am Stück angewendet werden. Wenden Sie keine Walnussblätterkompresse an, wenn Sie auf einen oder mehrere Inhaltsstoffe überempfindlich reagieren oder wenn Sie eine offene Wunde beziehungsweise eine großflächige Hautverletzung haben. Da es keine Studien zur Unbedenklichkeit gibt, sollten Walnussblätterextrakte vorsichtshalber nicht in der Schwangerschaft, Stillzeit und von Jugendlichen unter 18 Jahren eingenommen werden.

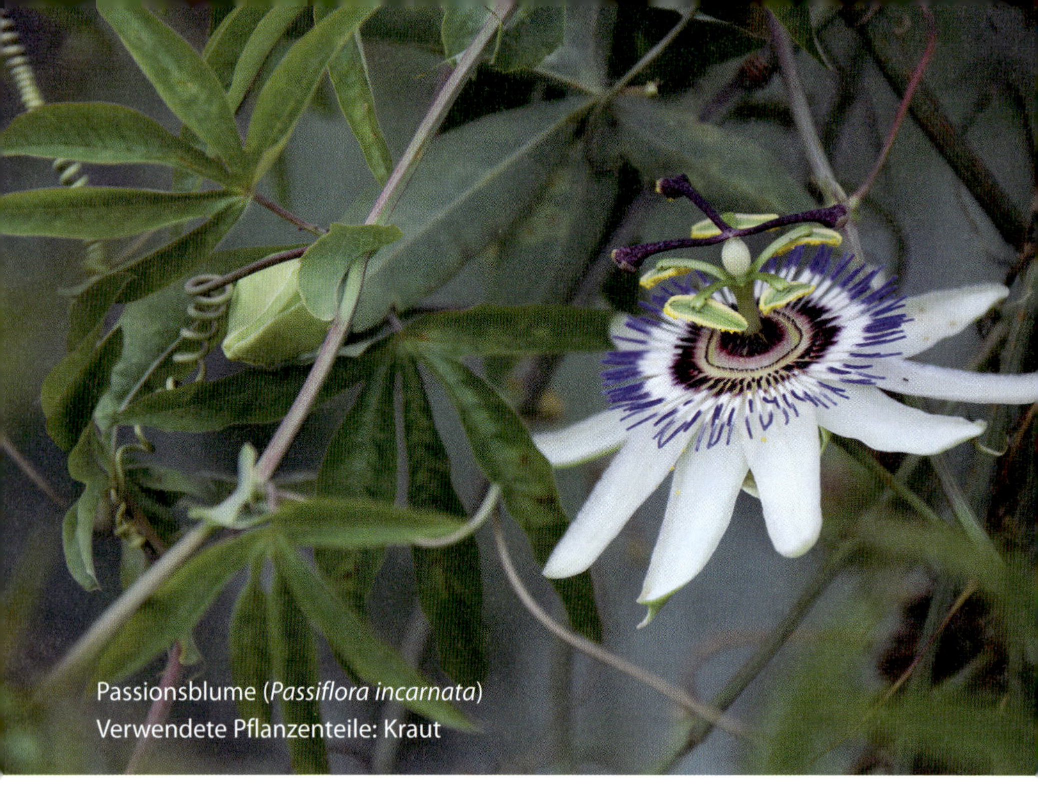

Passionsblume (*Passiflora incarnata*)
Verwendete Pflanzenteile: Kraut

Passionsblumenkraut zur Entspannung und Beruhigung

Die Passionsblume (*Passiflora incarnata*) stammt ursprünglich aus den tropischen Gebieten Indiens und Südamerikas. Die Kletterpflanze fühlt sich aber auch in Europa wohl. Für therapeutische Zwecke kommt das Kraut zum Einsatz. Es besteht aus den zumeist getrockneten Blättern, Blüten und Stängeln der Pflanze. Passionsblumenkraut wurde von der Europäischen Arzneimittelagentur (EMA) als ein traditionelles Arzneimittel eingestuft und wird zur Abmilderung von leichten Stresssymtomen und bei Schlafbeschwerden empfohlen. Andere Fachkommissionen wie die der Weltgesundheitsorganisation und die Fachgesellschaft für Phytotherapie befürworten zusätzlich die Anwendung bei Reizbarkeit, Anspannung, Angst, innerer Unruhe und bei nervös bedingten Magenbeschwerden. Die Inhaltsstoffe von Passionsblumenkraut wirken entspannungsfördernd, ohne müde zu machen. Namentlich handelt es sich bei den Inhaltsstoffen um ein Flavonoidgemisch mit den Komponenten Isovitexin- und Isoorientin-2-glucosid, Schaftosid, Vicenin und Benzoflavon.

Die hohe Stoffwechselrate von Patienten mit einer Schilddrüsenüberfunktion wirkt sich auch auf das Nervensystem aus. Der Aktivierungsnerv (Sympathikus) läuft auf Hochtouren. Sein Gegenspieler, der Entspannungsnerv (Parasympathikus) kann die Reize nicht ausgleichen: Es kommt zu Symptomen wie Nervosität, Unruhe, schlechtem Schlaf und Schreckhaftigkeit.

Die Frage, warum die Inhaltsstoffe des Passionsblumenkrauts entspannungsfördernd wirken, ist noch nicht beantwortet. Vermutlich aber hemmen die Inhaltsstoffe den Transport von Stresshormonen im Gehirn, indem sie sich an sogenannte GABA-Rezeptoren binden. GABA-Rezeptoren sind Eiweißstoffe, die als Andockstellen für beruhigende Nervenbotenstoffe dienen. Docken die Inhaltsstoffe des Passionsblumenkrauts an den Rezeptoren an, kommt es zu einer beruhigenden Wirkung: Unruhe, Zappeligkeit und Ängstlichkeit werden gelindert. Deshalb stellt sich vermutlich auch der gesunde Schlaf ein.

In mehreren Studien am Menschen wurde gezeigt, dass Passionsblumenextrakte Ängstlichkeit, Gereiztheit und Angespanntheit lindern. Verglichen wurde die Wirksamkeit mit Scheinmedikamenten oder konventionellen Arzneimitteln. Im Vergleich zu Scheinmedikamenten waren die Passionsblumenextrakte überlegen. Eine Beobachtungsstudie zum Vergleich von Passionsblumenextrakten und dem Arzneimittelwirkstoff Oxazepam kam sogar zu dem Ergebnis, dass die Heilpflanzenextrakte eine gleichwertige Wirksamkeit hatten wie das konventionelle Medikament. Im Vergleich zu dem Wirkstoff Mexazolam schnitt der Heilpflanzenzenextrakt allerdings schlechter ab als das konventionelle Arzneimittel.

In der Summe eignen sich Passionsblumenextrakte zur Behandlung von Stresssymptomen, die auch als Folge einer Schilddrüsenüberfunktion auftreten können. Sie sind gut verträglich und eignen sich zur Daueranwendung. Auch wenn erste Studien vielversprechend sind, so ist die Frage zur Wirksamkeit im Vergleich zu Scheinmedikamenten und konventionellen Medikamenten noch nicht vollständig beantwortet. Hierzu sollte es im Interesse von Patient und Behandler mehr und größere Studien geben.

Teezubereitung aus Passionsblumen

Geben Sie 1,5 g (1 gehäuften TL) Passionsblumenkraut (Apothekenqualität) in eine Tasse und übergießen dieses mit 150 ml heißem Wasser. Ansatz zudecken, 10 Minuten ziehen lassen, dann abfiltern. Täglich 2–4 Tassen im Tagesverlauf trinken.

Tipp! Passionsblumenkraut ist in Form von Tabletten, Kapseln und Tropfen als Fertigarzneimittel erhältlich.

Präparate mit Passionsblumenkraut (Auswahl)

- **Tee:** Passionsblumenkraut Tee Aurica®, H&S® Beruhigungstee
- **Teemischung:** Sidroga® Bio Kinder-Gute-Nacht-Tee
- **Fertigarzneimittel (Monopräparat):** Lioran® Hartkapseln, Pascoflair® Dragees, Dr. Böhm® Passionsblume 425 mg Dragees, Valverde® Passiflor forte 425 mg Beruhigungsdragees
- **Fertigarzneimittel (Kombinationspräparat):** Kytta-Sedativum® Dragees, Vivinox® DAY Beruhigungs-Dragees, Neurapas® balance Filmtabletten

Gegenanzeigen und Wechselwirkungen

Nach der Einnahme von Passionsblumenextrakten wurde in Einzelfällen von Überempfindlichkeit, Gefäßentzündung, Übelkeit und Herzrasen berichtet. Da es keine Studien zur Unbedenklichkeit gibt, sollten Passionsblumenextrakte vorsichtshalber nicht in der Schwangerschaft, Stillzeit und von Kindern unter 12 Jahren eingenommen werden.

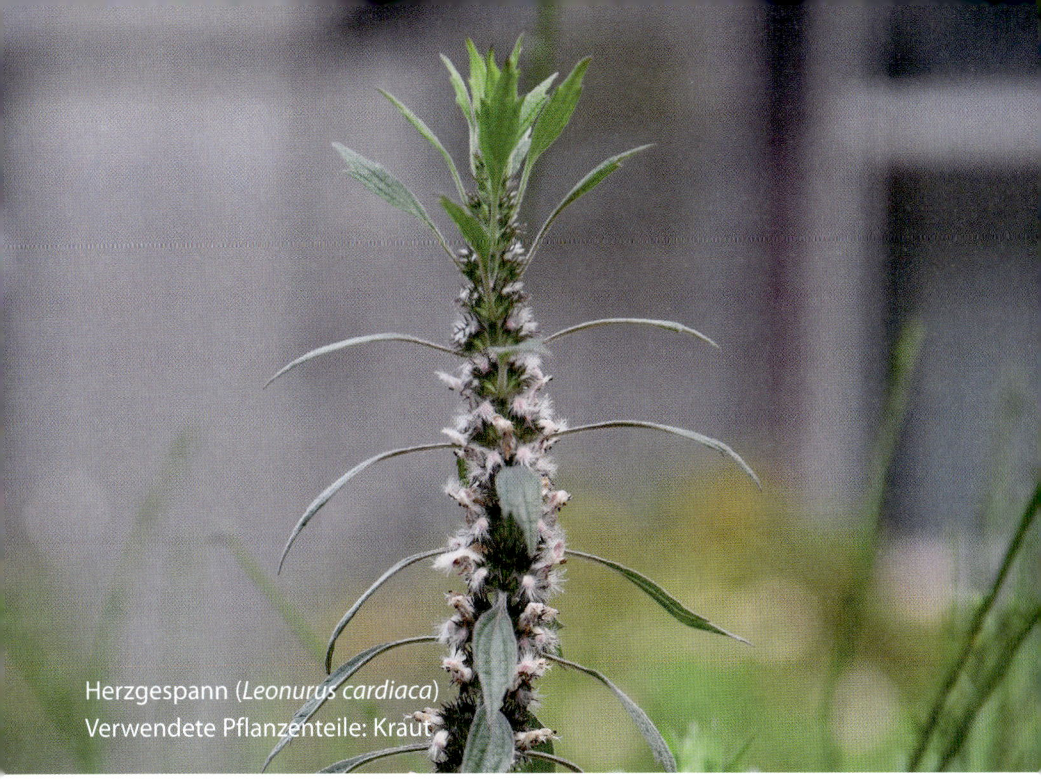
Herzgespann (*Leonurus cardiaca*)
Verwendete Pflanzenteile: Kraut

Herzgespannkraut zur Aktivierung des Ruhenervs

Herzgespann (*Leonurus cardiaca*) ist eine Heilpflanze, die wildwachsend entlang von Dorfstraßen, naturbelassenen Ackerstreifen und Wegen in Europa, Asien und auf dem nordafrikanischen Kontinent anzutreffen ist. In der Naturmedizin kommen die oberirdischen Pflanzenteile vom Herzgespann zum Einsatz, die als Herzgespannkraut bezeichnet werden. Zudem ist das Herzgespannkraut in Europa als traditionelles Arzneimittel eingestuft und wird zur Linderung nervöser Herzbeschwerden wie Herzrasen und bei Nervosität verwendet. Es enthält Inhaltsstoffe aus der Gruppe der Iridoide wie Ajugol und Galiridosid, welche die Wirkung im Sinne der Hauptwirkung auslösen sollen. Daneben speichert die Heilpflanze unter anderem Flavonoide wie Rutin und Hyperosid, ätherische Öle und Gerbstoffe.

Bei einer Schilddrüsenüberfunktion kommt es oft zu Symptomen wie Herzrasen, unangenehmem Herzklopfen, Nervosität und Schlafproblemen. Tierversuche ergaben, dass die Einnahme von Herzgespannkraut eine leichte Reduktion der Herzschlagfrequenz und des Blutdrucks bewirkt: Sie wirken als ein Gegenspieler zum Kalziumeinstrom in die Zellen, was zur Folge hat, dass sich die Muskeln besser entspannen können. Zudem konnte im Tierversuch ein beruhigender Effekt festgestellt werden. Das Wissen um die entspannungsfördernden und leicht beruhigenden Effekte der Heilpflanze beim Menschen beruhen auf Erfahrungen, die über mehr als fünf Jahrhunderte in den verschiedenen Erdteilen gesammelt wurde. Da die Heilpflanzenstoffe sehr gut verträglich und einfach anzuwenden sind, könnte sich ein Anwendungsversuch lohnen.

Teezubereitung aus Herzgespannkraut

Geben Sie 1 g (1 TL) Herzgespannkraut (Apothekenqualität) in eine Tasse und übergießen dieses mit 150 ml heißem Wasser. Ansatz zudecken, 10 Minuten ziehen lassen, dann abfiltern. Täglich zwischen 3 und 4 Tassen im Tagesverlauf trinken.
Tipp! Extrakte aus dem Herzgespannkraut sind als Fertigarzneimittel in Form von Kapseln, als Elixier und als Tropfen erhältlich.

Präparate mit Herzgespannkraut (Auswahl)

- **Tee:** Herzgespannkraut Caelo®, Herzgespannkraut Klenk®
- **Fertigarzneimittel:** Bioxera Herzgespann Kapseln, Herzgespann Kräuterelexier SeeWald Nemroyal

Gegenanzeigen und Wechselwirkungen

Schwangere, Stillende sowie Kinder und Jugendliche unter 18 Jahren sollten keine Extrakte mit Herzgespannkraut anwenden. Es fehlen Untersuchungen zur Unbedenklichkeit.

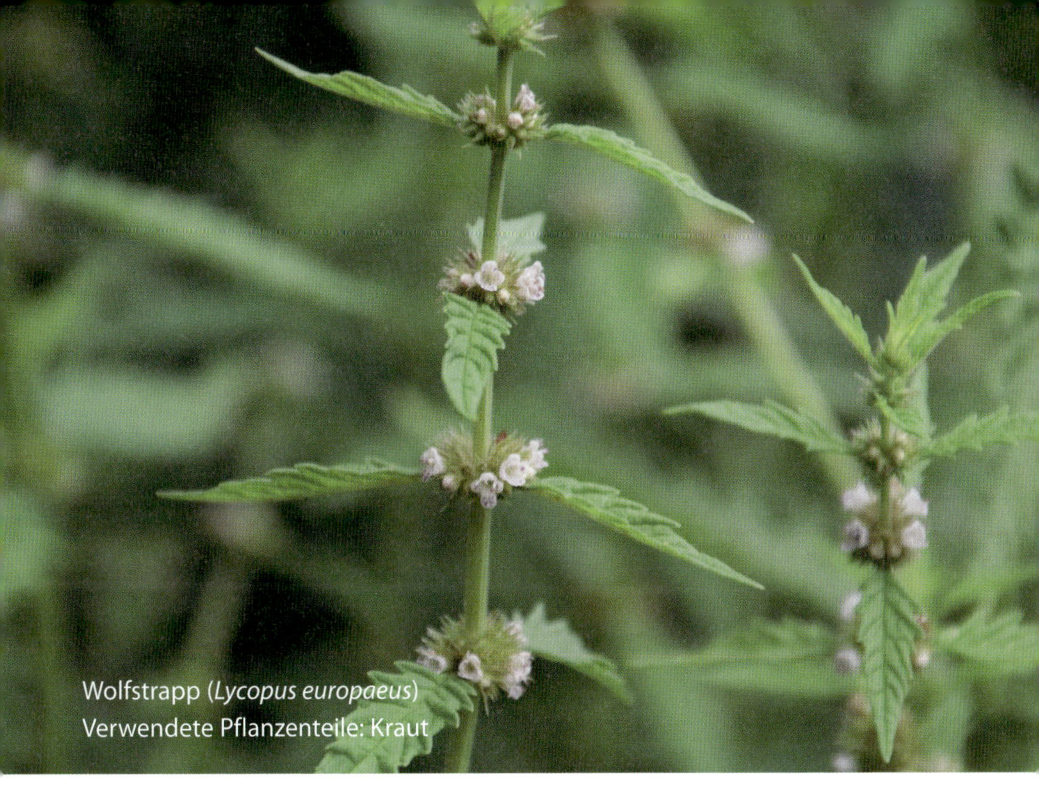
Wolfstrapp (*Lycopus europaeus*)
Verwendete Pflanzenteile: Kraut

Wolfstrappkraut bei leichter Schilddrüsenüberfuktion

Der Wolfstrapp (*Lycopus europaeus*), auch Uferwolfstrapp oder Virginischer Wolfstrapp genannt, ist eine eher unscheinbare Pflanze. Sein Lebensraum erstreckt sich über ganz Europa, er ist zudem in Nordamerika heimisch. Für therapeutische Zwecke wird das Kraut verwendet. Es besteht aus den getrockneten Blättern, Blüten und Stängeln der Pflanze. Das Wolfstrappkraut wurde im Jahr 1990 in der Kommission E vom Bundesinstitut für Arzneimittel und Medizinprodukte positiv bewertet. Die Kommission urteilte, dass die Extrakte aus dem Wolfstrappkraut bei einer leichten Überfunktion der Schilddrüse mit körperlichen Dysbalancen wirksam sind, die auch das Nervensystem betreffen. Das Wolfstrappkraut gehört zu den seltenen pflanzlichen Wirkstoffen, die die Schilddrüsenwerte herabsetzen können. Besonders wichtig ist der Inhaltsstoff Lithospermsäure. Andere Inhaltsstoffe im Wolfstrappkraut wie zum Beispiel Flavonoide und Hydroxyzimtderivate unterstützen die Wirkung der Lithospermsäure.

Verschiedene Studien am Menschen zeigten, dass Wolfstrappkrautextrakte die Schilddrüsenwerte leicht senken können. Die Inhaltsstoffe im Wolfstrappkraut setzen die übermäßige Bildung des Schilddrüsenhormons T4 herab. In Laborversuchen konnte außerdem gezeigt werden, dass die Extrakte die Ausscheidung von Schilddrüsenhormonen senken. Weiterhin drosseln sie den Jodtransport: Diese Eigenschaft ist wichtig, da T4 aus Jod und der Aminosäure Tyrosin gebildet wird. Weiterhin setzten die Extrakte im Labor die Umwandlung von T4 in das aktive T3 herab.

Zwischen 50 und 80 Prozent der Patienten verspürten nach weniger als zwei Wochen Einnahme eine Verbesserung der Symptome. Die Ergebnisse einer Langzeitstudie über zwei Jahre mit Patienten, die an Morbus Basedow und anderen Erkrankungen mit einer Schilddrüsenüberfunktion litten, gaben Aufschluss darüber, welche Symptome durch die Einnahme gelindert werden können: Schlafstörungen und Herzbeschwerden wie Herzrasen normalisierten sich bei mehr als 90 Prozent der Betroffenen. Weiterhin normalisierten sich Symptome wie Schweißausbrüche, Durchfall, Haarausfall und innere Unruhe bei mindestens sieben von zehn Betroffenen. Verschwanden die Beschwerden nicht ganz, kam es in den meisten Fällen zu einer Verbesserung der Krankheitszeichen. Zudem sind Extrakte mit dem Wolfstrappkraut gut verträglich. Bei einer leichten Schilddrüsenüberfunktion können sie eine sinnvolle Therapie darstellen.

Teezubereitung aus Wolfstrappkraut

Geben Sie 1–2 g (1 TL) Wolfstrappkraut (Apothekenqualität) in eine Tasse und übergießen es mit 150 ml heißem Wasser. Ansatz zudecken, 15 Minuten ziehen lassen, dann abfiltern. Täglich zwischen 1 und 2 Tassen im Tagesverlauf trinken.

Tipp! Medikamente mit Wolfstrappkraut sind in Form von Tabletten und Tropfen in der Apotheke erhältlich. Empfohlen werden täglich 20 mg eines standardisierten Fertigextrakts. Allerdings sollte die Dosis immer an den individuellen Bedarf angepasst sein.

Präparate mit Wolfstrappkraut (Auswahl)

- **Fertigarzneimittel:** Thyreogutt® mono Tropfen und Tabletten
- **Homöopathie:** Ceres Lycopus europaeus Urtinktur[1] (2–3-mal am Tag 5–10 Tropfen)

Gegenanzeigen und Wechselwirkungen

Die Anwendung von Wolfstrappkraut soll immer in Absprache mit einem Arzt erfolgen: Bitte wenden Sie die Heilpflanze bei einer Schilddrüsenüberfunktion niemals eigenmächtig an. Zudem dürfen Wolfstrappkrautextrakte nicht zusammen mit anderen Schilddrüsenmedikamenten eingenommen werden. Wird der Extrakt über einen längeren Zeitraum eingenommen oder dauerhaft zu hoch dosiert, kann es zu einer Vergrößerung der Schilddrüse kommen. Medikamente mit Wolfstrappkrautextrakten sollen außerdem nicht abrupt abgesetzt werden: Es kann zu einer Zunahme der Beschwerden kommen. Wenn die Schilddrüse mit Radioisotopen untersucht werden muss, kann die Untersuchung durch Wolfstrapp gestört werden. Da es keine Studien zur Unbedenklichkeit gibt, sollten Wolfstrappkrautextrakte vorsichtshalber nicht in der Schwangerschaft, Stillzeit und von Kindern unter 12 Jahren eingenommen werden.

1 Bei Urtinkturen handelt es sich anders als bei anderen homöopathischen Mitteln um unverdünnte Tinkturen. Eine Urtinktur entspricht damit einem herkömmlichen Auszug.

Radikalfänger und Antioxidantien gegen Funktionsstörungen der Schilddrüse

Freie Radikale und oxidativer Stress

Im Körper entstehen durch Stoffwechselprozesse, z.B. bei der Atmung, ganz natürlich so genannte freie Radikale. Das sind Formen von Sauerstoff (Wasserstoffperoxid und Superoxid), die eigentlich nützlich sind, da sie Mikroorganismen abwehren und Fremdsubstanzen abbauen. Wenn aber die Zahl der freien Radikale stark zunimmt (z.B. durch Umweltgifte, zu starke Sonneneinstrahlung etc.), helfen sie den Giften sogar, sich im Körper auszubreiten. Man spricht dann von oxidativem Stress.

Freie Radikale sind vor allem für den Alterungsprozess zuständig, sie lassen die Zellen „rosten". Man vermutet außerdem, dass sie bei der Entstehung schwerer chronischer Erkrankungen (z.B. Krebs) eine Rolle spielen. Freie Radiale können das Erbgut (DNA), die Zellen und körpereigene Proteine schädigen und Entzündungen auslösen.

Gesunde Menschen verfügen eigentlich über ausreichende Schutzmechanismen, um den oxidativen Stress zu neutralisieren. Hierfür bildet der Körper Enzyme wie die Superoxiddismutase (SOD). Außerdem enthalten viele Lebensmittel wie Gemüse und Obst Antioxidantien, die ebenfalls dazu beitragen, dass freie Radikale neutralisiert werden. Bei einigen Erkrankungen wie dem Morbus Basedow kommt es durch den beschleunigten Stoffwechsel häufiger zu übermäßigem oxidativen Stress, den der Körper nicht mehr eigenständig kompensieren kann. In Folge entstehen vermehrt Entzündungen, und die Zerstörung des Schilddrüsengewebes wird beschleunigt.

Die Vitamine A, C und E, Mineralstoffe wie Selen und Pflanzenstoffe wie Quercitin gelten ihrer antioxidativen Eigenschaften wegen als Radikalfänger, können also freie Radikale in Schach halten. Patienten, die trotz guter Blutwerte Beschwerden haben, sollten daher einen Arzt oder eine Ärztin konsultieren: Den Nachweis darüber, ob oxidativer Stress besteht, kann dann eine Blutuntersuchung erbringen. Zusammen mit dem Arzt kann eine Nahrungsergänzung mit antioxidativen Stoffen erfolgen.

Ergänzung mit Vitamin A, E und Beta-Carotin

Die Einnahme von Antioxidantien ist dann sinnvoll, wenn Ihre Blutergebnisse vermehrten oxidativen Stress offenlegen. Sehr gut untersucht sind die Vitamine A und E sowie Beta-Carotin. Die folgenden Werte sollen als Anhaltspunkte dienen.

Vitamin A

Vitamin A wird entweder direkt aus der Nahrung aufgenommen oder aus der pflanzlichen Vorstufe Beta-Carotin im Körper gebildet. Es ist zuständig für Wachstum und Immunsystem, für Haut und Haare. Zudem trägt es zur Erhaltung der Sehkraft bei. Zur allgemeinen Unterstützung sollten täglich höchstens 260–670 μg Vitamin A ergänzt werden. Bei trockenen Augen können – nach ärztlicher Rücksprache – zwei bis drei Wochen lang täglich 8.000–40.000 μg Vitamin A eingenommen werden. Es gibt auch Vitamin A-haltige Augencremes, die zur Beschwerdelinderung bei trockenen Augen eingesetzt werden können.

Gegenanzeigen und Wechselwirkungen

Wenn Sie an Osteoporose erkrankt sind, sollten Sie keinenfalls mehr als 1.500 μg Vitamin A pro Tag ergänzen. Die Knochendichte kann sonst negativ beeinflusst werden und Knochenbrüche begünstigen.
Einige Antibiotika aus der Gruppe der Tetrazykline vertragen sich nicht mit Vitamin A und sollen deshalb nicht gleichzeitig eingenommen werden.
Die Wirkung von Arzneimitteln mit blutverdünnender Eigenschaft und der Medikamentenwirkstoff Doxorubicin (ein Krebsmedikament) können durch die Einnahme von Vitamin A verstärkt werden. Sprechen Sie mit Ihrer Ärztin/Ihrem Arzt, ob die Einnahme von Vitamin A für Sie geeignet ist.
Wenn Sie ein Medikament gegen einen zu hohen Cholesterinspiegel oder den Fettblocker Orlistat einnehmen, lassen Sie zwei Stunden zwischen den Einnahmen verstreichen. Ansonsten wird Vitamin A nicht ausreichend aufgenommen.

Schwangere sollen nicht mehr als 3.000 μg Vitamin A pro Tag einnehmen. Überdosierungen können die Entwicklung des Kindes schädigen.

Vitamin E

Vitamin E ist eine Gruppe von Stoffen, deren wichtigste die Tocopherole sind. Es ist maßgeblich am Zellaufbau beteiligt und somit ein sehr kraftvoller Radikalfänger. Vitamin E hemmt Entzündungen und schützt die Haut vor Sonneneinstrahlung. Die Empfehlung für die tägliche Einnahme von Vitamin E zur Krankheitsvorbeugung liegt zwischen 65 und 134 mg. Bei einem Mangel verordnet der Arzt unter Umständen höhere Dosen Vitamin E, aber nicht, wenn Sie rauchen. Bei Rauchern sollten es wegen erhöhter Gefahr für Hirnblutungen maximal 50 mg täglich sein.

Vitamin E sollte bei regelmäßiger Einnahme zusammen mit täglich 200–500 mg Vitamin C eingenommen werden. Der Grund hierfür ist, dass Vitamin E im Körper oxidiert und somit zur Bildung freier Radikale beitragen kann. Vitamin C trägt zur Erholung von Vitamin E bei.

Gegenanzeigen und Wechselwirkungen

Bei der Einnahme von gerinnungshemmenden Medikamenten (Blutverdünnern) kann Vitamin E die Wirkung der Medikamente verstärken. Wenn Vitamin E zusammen mit einem Blutverdünner eingenommen wird, sollte die Blutgerinnung (INR oder Quick-Wert) häufiger durch die Ärztin/den Arzt kontrolliert werden. Da Vitamin E die Blutgerinnung herabsetzen kann, sollte es rund zwei Wochen vor einer geplanten Operation abgesetzt werden. Nach der Operation können Sie die Anwendung fortsetzen.

Von der gleichzeitigen Einnahme von Vitamin E und Eisen ist abzuraten, da Eisen die Aufnahme von Vitamin E behindert. Wenn Sie aufgrund eines Mangels ein Eisenpräparat einnehmen, sollten Sie zwei Stunden warten, bevor Sie Vitamin E einnehmen.

Beta-Carotin

Beta-Carotin, auch Provitamin A genannt, ist die pflanzliche Vorstufe von Vitamin A. Es kommt natürlich in zahlreichen Pflanzen vor, z.B. Karotten, Spinat, roter Paprika oder Aprikosen. Beta-Carotin ist für Haut und Schleimhaut sowie für den Sehvorgang wichtig. Zur allgemeinen Vorbeugung können täglich 5–20 mg Beta-Carotin ergänzt werden.

Präparate mit Antioxidantien (Auswahl)

- **Nahrungsergänzungsmittel:** Multi-in-form® ohne Jod multi+, Carotin Maga® + Selen Kapsel

Gegenanzeigen und Wechselwirkungen

Raucher sollten täglich nicht mehr als 20 mg Beta-Carotin ergänzen. Die Einnahme kann ansonsten das Risiko für die Entstehung von Lungenkrankheiten erhöhen.

Antioxidantien bei Morbus Basedow

Eine Studie ergab, dass die Ergänzung eines Kombinationspräparats mit Vitamin A, Beta-Carotin (Vitamin A-Vorstufe), Vitamin E und Selen die Schilddrüsenfunktion schneller normalisierte, wenn es 60 Tage zusammen mit einem Arzneimittel gegen die Überfunktion eingenommen wurde. Bei Betroffenen mit Morbus Basedow, die nur das schulmedizinische Medikament mit dem Wirkstoff Thiamazol eingenommen hatten, normalisierte sich die Schilddrüsenfunktion langsamer.

Antioxidantien wirken sich möglicherweise auch positiv auf Gewebeschwellungen durch vermehrte Fettgewebsbildung der Augen aus. In einem Laborversuch hemmten Vitamin A, Beta-Carotin und Vitamin E oxidativen Stress. Das Beta-Carotin reduzierte außerdem das Wachstum von neuen Fettzellen.

Zudem sollen Antioxidantien wie Vitamin C, Alpha-Liponsäure, Quercetin und N-Acetylcystein die Augensymptome (Endokrine Orbitopathie) abschwächen können. Klinische Studien dazu fehlen aber bislang.

Ob die Einnahme von Antioxidantien sinnvoll ist, kann durch die Bestimmung des antioxidativen Status im Blut gemessen werden. Hierfür gibt es aber keine einheitliche Messmethode – die meisten Labore verwenden eigene Testverfahren. Sprechen Sie hierüber mit Ihrer Ärztin oder Ihrem Arzt.

Ergänzung mit Selen

Selen ist ein lebensnotwendiges Spurenelement, das mit der Nahrung aufgenommen werden muss. In größeren Mengen kommt es in Fisch, Steinpilzen und in einigen Nüssen vor. In der Schilddrüse übernimmt Selen die Entgiftung von Wasserstoffperoxid, das natürlicherweise im Organ entsteht und abgebaut werden muss. Weiterhin ist es an der Aktivierung der Schilddrüsenhormone Thyroxin (T4) und Triiodthyronin (T3) beteiligt. Daneben hat Selen zahlreiche andere Funktionen im menschlichen Körper: Es schützt vor oxidativen Schädigungen, hemmt Entzündungen und stimuliert das Immunsystem.

Patienten mit Morbus Basedow haben oft einen zu niedrigen Selenspiegel im Blut, leiden an trockenen Augen mit Lichtscheu.

Eine Überprüfung der Studienlage zu Selen bei Morbus Basedow ergab, dass sich die Schilddrüsenfunktion unter Einnahme von Selen nach sechs Monaten besserte: Die Antikörper im Blut gingen signifikant zurück. Allerdings verging dieser positive Effekt aus bisher ungeklärten Gründen nach neun Monaten wieder.

Durch seine antioxidativen Eigenschaften kann Selen vermutlich Augensymptome wie Schwellungen sowie trockene und tränende Augen lindern – so das Ergebnis aus einer Übersichtsarbeit, in der verschiedene Studienergebnisse miteinander verglichen wurden.

Vor einer Seleneinnahme sollten Sie die Blutwerte in der Arztpraxis bestimmen lassen. Im Blutserum beträgt der Normalwert 100–120 μg pro Liter, im Vollblut zwischen 120 und 150 μg pro Liter. Von einem Mangel wird ab einem Selenwert unterhalb 80 μg pro Liter Serum oder unter 100 μg pro Liter Vollblut gesprochen.

Bei einem Selenmangel ist es empfehlenswert, täglich zwischen 100 und 300 μg Selen zu ergänzen und auf eine selenreiche Ernährungsweise zu achten. Bitte lassen Sie Ihren Selenspiegel regelmäßig (etwa alle sechs Monate) von der Ärztin / dem Arzt kontrollieren. Es könnte durch die Nahrungsergänzung zu einer Überversorgung mit Selen kommen.

Präparate mit Selen (Auswahl)

- **Nahrungsergänzungsmittel:** Cefasel 200 nutri® Selen-Tabs, Selen Verla® purKaps, Selen Loges® 100 NE Tabletten, Selenioform® 100+

Gegenanzeigen und Wechselwirkungen

Bei einer chronischen Nierenschwäche (Niereninsuffizienz) sollte unbedingt der Selenspiegel vor der Einnahme bestimmt werden und die Ergänzung mit einem Mediziner abgesprochen sein. Kranke Nieren können Selen schlecht ausscheiden. Es könnte sich dadurch im Körper anreichern.

Selen kommt in verschiedenen Verbindungen vor. Natriumselenit sollte nicht zeitgleich mit Vitamin C eingenommen werden, da das Vitamin C die Aufnahme von Natriumselenit hemmt. Es sollte eine Pause von zwei Stunden zwischen den Einnahmen liegen. Alternativ könnten Sie ein Präparat mit Natriumselenat einnehmen. Die Aufnahme von Natriumselenat wird nicht durch Lebensmittel behindert.

Ergänzung mit L-Carnitin

L-Carnitin, kurz Carnitin, ist eine vitaminähnliche Substanz und Aminosäureverbindung, die vom Körper selbst gebildet oder mit der Nahrung zugeführt werden kann. Besonders in tierischen Lebensmitteln wie Fleisch, Fisch und Milch ist es reichlich vorhanden. Seine Funktionen im Körper sind vielfältig: Sie reichen von Energiegewinnung in den Zellkraftwerken (Mitochondrien) über die Unterstützung des Immunsystems und Entgiftungsfunktion in den Körperzellen bis hin zur antioxidativen Wirkung.

In einer klinischen Studie wurde gezeigt, dass die tägliche L-Carnitineinnahme in einer Dosierung von 2.000–4.000 mg die Symptome der Schilddrüsenüberfunktion linderte. Die Untersuchung betroffener Menschen hatte im Vorfeld ergeben, dass eine zu niedrige Carnitinmenge in der Muskulatur vorhanden war. Allerdings haben auch Menschen mit einer Schilddrüsenunterfunktion häufiger zu niedrige L-Carnitinspiegel im Blut.

In Wissenschaftskreisen wird der Einfluss von L-Carnitin in der Entstehung von Schilddrüsenerkrankungen diskutiert. Wenn bei Ihnen die Symptome einer Schilddrüsenüberfunktion schwierig zu behandeln sind, kann es sinnvoll sein, den L-Carnitinstatus im Blut bestimmen zu lassen. Dieser wird im Blutserum gemessen. Der Normalwert liegt zwischen 30 bis 75 μmol pro Liter.

Liegt ein L-Carnitinmangel vor, können täglich zwischen 1.000 und 4.000 mg L-Carnitin eingenommen werden. Ohne einen Mangel sollten höchstens 500 mg L-Carnitin pro Tag ergänzt werden. Empfohlen wird die L-Carnitineinnahme in Form von L-Carnitin-Tartrat, da diese Verbindung am effektivsten wirken soll.

Präparate mit L-Carnitin (Auswahl)

- **Nahrungsergänzungsmittel:** Carniform® 550+ , L-Carnitin 250 mg GPH Kapseln Gall Pharma

Gegenanzeigen und Wechselwirkungen

L-Carnitin kann den Blutzuckerspiegel senken. Falls Sie Diabetiker sind und blutzuckersenkende Arzneimittel einnehmen, sollten Sie den Blutzuckerspiegel regelmäßig kontrollieren lassen und möglicherweise die Dosierung der Medikamente anpassen.

Es sind wenige Fälle bekannt, bei denen L-Carnitin die Wirkung blutgerinnungshemmender Arzneimittel verstärkt hat. Wenn Sie Blutgerinnungshemmer einnehmen, sollten Sie die Einnahme von L-Carnitin mit dem Arzt absprechen und Ihre Blutgerinnungswerte regelmäßig überprüfen lassen.

Auch bei einer chronischen Nierenschwäche (Niereninsuffizienz) soll die Einnahme von L-Carnitin mit einem Mediziner abgesprochen sein. Es fehlen Untersuchungen, die eine Unbedenklichkeit von L-Carnitin belegen, wenn die Substanz langfristig eingenommen wird.

Nehmen Sie kein L-Carnitin ein, wenn Sie an Blasen- und/oder Prostatakrebs leiden. Bei diesen Erkrankungen besteht ein erhöhter Fettstoffwechsel, den die Einnahme von L-Carnitin zusätzlich verstärken kann.

Merkmale qualitativ hochwertiger Nahrungsergänzungsmittel

Anders als Arzneimittel werden Nahrungsergänzungsmittel nach dem Lebensmittelrecht zugelassen und im Handel vertrieben. Da Nahrungsergänzungsmittel den Zweck haben, die tägliche Ernährung zu ergänzen und nicht zur Linderung oder Heilung von Beschwerden dienen, ist der Nachweis über die Wirksamkeit auch nicht erforderlich. Allerdings sind die Anforderungen an die Qualität geringer als bei Arzneimitteln. Beim Kauf eines Nahrungsergänzungsmittels ist es daher wichtig, darauf zu achten, dass eine hohe Reinheit gewährleistet wird: Allergene, Hilfs-, Farb- und Süßstoffe sollten nach Möglichkeit nicht enthalten sein. Außerdem sollte der Hersteller garantieren, dass das Präparat auf Schadstoffe und Verunreinigungen geprüft wurde. Hersteller, die Produkte nach Qualitätszertifikaten wie International Featured Standards Food (IFS Food) oder Good Manufacturing Practice (GMP) anbieten, prüfen Rohwaren regelmäßig im Labor auf Schadstoffe. Weiterhin sollten hochwertige Rohwaren verwendet werden, die weder zu hoch, noch zu niedrig dosiert und sinnvoll kombiniert sind.

Was Sie außerdem tun können

Entspannungsübungen spielen in der Behandlung von vielen Krankheiten und zur Gesunderhaltung von Körper und Geist überall auf der Welt eine wichtige Rolle. Ein Vorteil vieler Entspannungsübungen besteht darin, dass sie ohne großen Aufwand auch in Zeiten akuter Entzündungen und zu Hause durchgeführt werden können. Gut geeignet sind etwa Atemübungen und Visualisierungstechniken. Selbstverständlich ist es ratsam, sich im Vorfeld mit professioneller Unterstützung ein Grundwissen zu den Übungen anzueignen.

Bekannt und beliebt ist zum Beispiel die Progressive Muskelentspannung, und auch fernöstliche Techniken wie Qigong eignen sich hervorragend zur Entspannung von Körper und Geist. Entspannungstechniken können in Kursen etwa in Sportzentren oder Bildungseinrichtungen gelernt werden.

Die Progressive Muskelentspannung

Die Progressive Muskelentspannung (PME) wurde von Edmund Jacobson in den 1930er Jahren entwickelt. Er setzte sie vor allem in der Arbeit mit Menschen ein, die unter Ängsten litten. Sie gilt als weltweit wissenschaftlich am besten untersuchtes Entspannungsverfahren. PME ist leicht erlernbar und gegen zahlreiche Beschwerden einsetzbar. Bei dieser Methode werden nacheinander verschiedene Muskelgruppen angespannt und entspannt. Dabei lernt man, sich auf die Gefühle von Anspannung und Entspannung zu konzentrieren und erreicht schließlich eine Reduzierung des Muskeltonus. Ziel ist neben der Entspannung das Erlernen einer guten Selbstwahrnehmung.

Das Verfahren beruht auf dem Wissen, dass Angstgefühle immer von einer Muskelanspannung begleitet sind. Nach einer bewussten Muskelanspannung kann eine bessere Muskelentspannung eintreten.

Qigong

Qigong ist nach der Definition der Deutschen Qigong Gesellschaft „ein moderner chinesischer Begriff für eine Vielfalt von Traditionen des kunstvollen Umgangs mit Qi (Lebensenergie)." Der Begriff bezeichnet Atem- und Meditationsübungen aus der Traditionellen Chinesischen Medizin, die zur Anregung der Selbstheilung eingesetzt werden.

Durch Konzentration, bewusstes Atmen und definierte Bewegungen werden innere und äußere Kräfte gesammelt und gestärkt, um so gegen Ungleichgewichte und Disharmonien zu wirken.

Im Folgenden werden einige einfach durchzuführende Übungen des Qigong zur Stimulierung des Energieflusses vorgestellt. Das Erlernen einer komplexeren Bewegungsabfolge sollte durch eine Fachkraft begleitet oder in einem Kurs gelernt werden.

Meridiane massieren (oder klopfen)
Mit der rechten Hand oberhalb der rechten Brust, mit flacher oder zur Faust geballter Hand, kreisförmig klopfen oder massieren. Dann über die Innenseite des linken Armes bis zu den Fingerspitzen massieren, auf die Außenseite bis rauf zum Schulter-Nacken-Bereich. Die Übung zwei- bis dreimal wiederholen. Dann über die Brust zur rechten Seite massieren und die Hand wechseln. Wie auf der linken Seite die Übung zwei- bis dreimal wiederholen.

Mit beiden Händen in der Mitte der Brust nach unten über den Bauch zu den Hüften bis zum Gesäß massieren.

Dann an der Außenseite der Beine wenn möglich bis zu den Füßen massieren und dabei den Rücken möglichst gerade lassen und den Kopf ein wenig in den Nacken nehmen (damit der Kreislauf stabil bleibt). Zwei- bis dreimal wiederholen.

Zum Abschluss können die Arme, der Rumpf und die Hüften und Beine noch ausgestrichen werden.

Ohren kneten
Das ganze Ohr zwischen Daumen und Zeigefinger kneten, bis die Ohren ganz warm und rot sind.

Augenpause
Die Hände aneinander warm reiben und vor die geöffneten Augen nehmen (Brille hierfür absetzen), sodass es ganz dunkel ist. Die Wärme der Hände mit den Augen wahrnehmen und „auftanken". Die Übung dreimal wiederholen.

Die Augenbrauen mit Daumen und Zeigefinger von der Mitte nach außen zupfend massieren. Zwei- bis dreimal wiederholen.

Mit den Fingern unterhalb der Augen von der Mitte nach außen ausstreichen. Zwei- bis dreimal wiederholen.

Gesicht reiben
Hände aneinander reiben und mit den erwärmten Händen das Gesicht vom Kinn zur Stirn in der Mitte aufsteigend und nach außen über Stirn,

Schläfen, Wangen, Unterkiefer wieder zum Kinn reiben. 10- bis 15-mal wiederholen.

Ohrenpause

Die Hände aneinander warm reiben und die Ohren zuhalten. Geräusche und Wärme wahrnehmen. Die Übung dreimal wiederholen.

Gesicht waschen

Handflächen vor dem Gesicht mit etwas Abstand vorbeiführen (die kleinen Finger berühren sich) und die Wärme mit dem Gesicht wahrnehmen. Fingerkuppen am Haaransatz ansetzen und mit etwas Druck im Mittelscheitel ineinander verzahnen. Mit angenehmem Druck über den Schädel bis zum Schädelansatz nach hinten ziehen. Nun die Hände mit der Kleinfingerseite an den Hals nehmen und wie einen V-Ausschnitt nach vorne bis zum Bauch ausstreichen. Übung mehrmals wiederholen.

Kapitel 4: Unterfunktionen der Schilddrüse

Bei einer Unterfunktion der Schilddrüse werden zu wenige Schilddrüsenhormone gebildet. Die Ursachen sind vielfältig, aber unabhängig von der Ursache bilden die Schilddrüsenzellen bei einer Unterfunktion zu wenige Schilddrüsenhormone, was sich verlangsamend auf den gesamten Stoffwechsel auswirkt. Der Körper läuft sozusagen auf Sparflamme.
Schilddrüsenunterfunktionen können folgendermaßen eingeteilt werden:

- **Angeborene Schilddrüsenunterfunktion**, zum Beispiel durch Schädigung der Drüse im Mutterleib während der Schwangerschaft
- **Erworbene Schilddrüsenunterfunktion**, zum Beispiel durch starken Jodmangel, eine Schilddrüsenentzündung, eine Hormonbehandlung gegen Schilddrüsenüberfunktion, durch eine Operation oder Radiojodtherapie
- **Sekundäre Schilddrüsenunterfunktion**, zum Beispiel durch einen Tumor an der Hirnanhangsdrüse (selten)
- **Tertiäre Schilddrüsenunterfunktion**, zum Beispiel durch eine Störung im Hypothalamus (sehr selten)

Besonders häufig kommt es zur Schilddrüsenunterfunktion durch einen starken Jodmangel, durch die Krankheit Hashimoto-Thyreoiditis oder nach einer (teilweisen) Schilddrüsenentfernung.

Verschiedene Ursachen für eine Schilddrüsenunterfunktion

Fehlt dem Körper über einen langen Zeitraum das Spurenelement Jod, kann dies mit der Zeit eine Unterfunktion der Schilddrüse bewirken. Der Grund: Es werden zu wenige Schilddrüsenhormone gebildet. Ein extremer Jodmangel kann also ursächlich für verschiedene Krankheiten und Funktionsstörungen der Schilddrüse sein: zum Beispiel eine Struma oder die Bildung heißer, aber auch kalter Knoten. Kalte Knoten werden gefürchtet, weil sie ein Risiko für Schilddrüsenkrebs sein können. Tatsächlich ist aber nur ein Prozent der kalten Knoten bösartig. Im Gegensatz zu heißen Knoten bildet die Schilddrüse wegen der kalten Knoten zu wenige Schilddrüsenhormone. Ein kalter Schilddrüsenknoten speichert kaum Jod. Führt ein Arzt eine Untersuchung (Szintigramm) am Organ durch, wird der Knoten in bläulicher Farbe sichtbar.

Auch ein Mangel an Selen kann die Unterfunktion begünstigen. Denn ohne Selen kann das aktive Schilddrüsenhormon T3 nicht gebildet werden.

Zudem können genetische Veranlagungen die Entstehung von kalten Knoten in der Schilddrüse begünstigen.

Vorbeugung

Zu den wirksamsten Vorbeugungsmaßnahmen einer Schilddrüsenunterfunktion und von Schilddrüsenknoten gehört eine ausreichende Jodversorgung. Jodhaltige Lebensmittel sind vor allem Seefische und Algen. Besonders während der Schwangerschaft ist eine ausreichende Jodversorgung wichtig. In dieser Zeit braucht der Körper mehr Jod als sonst. Aus diesem Grund werden in der Schwangerschaft oftmals Jodtabletten verordnet, was das Risiko der Entstehung von Schilddrüsenknoten verringern kann.

Symptome

Die Symptome einer Schilddrüsenunterfunktion sind durch eine Verlangsamung des Stoffwechsels geprägt. Sie reichen von Hautproblemen über Wassereinlagerungen bis hin zu einem erniedrigten Blutzuckerspiegel. Betroffene sind oftmals nicht nur müde und leiden unter einer Gewichtszunahme, der verlangsamte Stoffwechsel wirkt sich auch auf die Aufnahme von Nährstoffen in den Körper aus. Dazu zählen beispielsweise Vitalstoffe wie Vitamin D, Eisen, Selen und Vitamin B12. Entwickelt sich mit der Zeit ein Mangel, kann daraus z.B. eine Blutarmut (Anämie) entstehen oder ein beschleunigter Knochenabbau erfolgen. Auch die Zellneubildung kann insgesamt verlangsamt ablaufen. Zu den häufigsten Symptomen gehören:

- Trockene, schuppige Haut, trockene und brüchige Nägel und Haare
- Erniedrigte Körpertemperatur mit Kälteempfinden
- Verlangsamter Herzschlag
- Müdigkeit und erhöhtes Schlafbedürfnis
- Gewichtszunahme
- Kraft- und Antriebslosigkeit, depressive Verstimmungen und verlangsamte Auffassungsgabe
- Verstopfung
- Wassereinlagerungen, Schwellungen der Augenlider
- Heiserkeit, undeutliche Sprache
- Einschränkung der Geschlechtsfunktion, Zyklusstörungen

Wenn die Füße brennen: Das Burning Feet-Syndrom

Folge einer schlecht eingestellten Schilddrüsenunterfunktion kann das sogenannte Burning Feet-Syndrom sein. Betroffene leiden unter starkem Brennen und Schmerzen der Füße. Grund dafür sind in den meisten Fällen geschädigte Nerven. Bei einer Schilddrüsenunterfunktion kann das Syndrom vorkommen, da durch die Verlangsamung des Stoffwechsels die Zellneubildung der Nerven beeinträchtigt werden kann. Glücklicherweise sind nur wenige Patienten mit einer Unterfunktion der Schilddrüse vom Burning Feet-Syndrom betroffen. Es zeigt aber, wie empfindsam der Körper reagieren kann, wenn das Organ nicht richtig funktioniert und betont die Wichtigkeit der individuell eingestellten Therapie.

Therapie

Die wichtigste Therapie in der Behandlung einer Schilddrüsenunterfunktion besteht in der medikamentösen Behandlung mit dem Schilddrüsenhormon Levothyroxin, auch L-Thyroxin genannt. Dabei handelt es sich um synthetisch hergestelltes T4, das im Körper zu der aktiven Wirkform T3 umgewandelt wird. Der Bedarf von Levothyroxin ist je nach Ausprägung der Schilddrüsenunterfunktion von Mensch zu Mensch unterschiedlich.

Achtung!

L-Thyroxin darf nicht zusammen mit Kalzium und Eisen eingenommen werden. Diese Mineralstoffe setzen die Wirksamkeit von L-Thyroxin herab. Dies ist auch der Grund, aus dem L-Thyroxin vor dem Frühstück eingenommen werden sollte.

Hashimoto-Thyreoiditis

Ist die Schilddrüse chronisch entzündet, steckt oft eine Hashimoto-Thyreoiditis dahinter. Die Hashimoto-Thyreoiditis, kurz: Hashimoto, ist wie der Morbus Basedow eine Autoimmunerkrankung. Sie verursacht einen Mangel an Schilddrüsenhormonen und langfristig eine Schilddrüsenunterfunktion, die ein Leben lang medikamentös behandelt werden muss.

Grund für die Erkrankung ist ein fehlgeleitetes Immunsystem. Die Aufgabe von Abwehrzellen des Immunsystems ist es, Keime wie schädliche Bakterien und Viren zu bekämpfen. Normalerweise unterscheiden die Abwehrzellen eigene von fremden Substanzen: Sie greifen Keime an und kümmern sich nicht um gesunde Gewebe. Bei einer Hashimoto-Thyreoiditis funktioniert diese Unterscheidung nicht richtig, und es werden Antikörper (Eiweiße) produziert, die die Schilddrüse angreifen. Zu den wichtigsten Antikörpern und deren Aufgaben gehören im Zusammenhang mit der Schilddrüse:

- Thyreoperoxidase-Antikörper (TPO-AK, auch MAK genannt): Die Thyreoperoxidase ist ein Enzym. Es wird benötigt, um Jod in die Schilddrüsenhormone einzubauen.
- Thyreoglobulin-Antikörper (TG-AK, auch TAK genannt): Auch Thyreoglobulin ist ein Enzym. Es dient der Herstellung der Schilddrüsenhormone T4 und T3.

Für die Diagnose wird die Menge der Antikörper im Blut gemessen. So können die Aktivität und der Status der Erkrankung bestimmt werden. Mehr über die Antikörper erfahren Sie im Kapitel „Laboruntersuchungen“.

Vorbeugung

Wie und ob der Entstehung der Hashimoto-Thyreoiditis vorgebeugt werden kann, ist bislang wenig erforscht. Einige Studien weisen auf einen Selenmangel als Mitursache hin, andere Studien kommen zu einem anderen Ergebnis, weswegen zu den Zusammenhängen weiter geforscht werden sollte. Auch der Vitamin D-Spiegel könnte in der Vorbeugung der Hashimoto-Thyreoiditis eine Rolle spielen: Niedrige Vitamin D-Werte können einen Anstieg des Enzyms TPO verursachen und so den Einbau von Jod in die Schilddrüsenhormone hemmen. Aussagekräftige Studien hierzu fehlen allerdings bislang. Weitere Hinweise zur Vorbeugung der Hashimoto-Thyreoiditis gibt es im Zusammenhang mit einem geringen Alkoholkonsum. Wenig Alkohol zu konsumieren, könnte sich positiv auswirken. Anders als beim Morbus Basedow scheint Stress keinen bis wenig Einfluss auf die Entstehung dieser Autoimmunerkrankung zu haben.

Richtwerte für Alkohol

Die Deutsche Gesellschaft für Ernährung weist auf Richtwerte für den Konsum von Alkohl hin. Gesunde Frauen sollten täglich maximal 10 g Alkohol zu sich nehmen. Das entspricht etwa der Menge von einem Glas Sekt (0,1 Liter) oder einem Glas Bier. Männer vertragen etwa doppelt so viel.

Symptome

Der Verlauf der Hashimoto-Thyreoiditis ist entweder chronisch oder erfolgt in Schüben. Manchmal zeigt sich die Entzündung zu Beginn durch eine Schilddrüsenüberfunktion, denn bei der Zerstörung der Schilddrüsenzellen werden die in der Schilddrüse gespeicherten Hormone unkontrolliert freigesetzt. Betroffene verlieren dann beispielsweise an Gewicht, fühlen sich nervös oder schwitzen stark.

Nach einiger Zeit ist das Gewebe der Drüse (fast) vollständig zerstört, und die Symptome zeigen sich ganz anders, weil nun eine Schilddrüsenunterfunktion besteht. Zu den häufigen Krankheitszeichen gehören daher die schon weiter oben erwähnten, also Antriebs- und Konzentrationsschwäche, Blutarmut (Anämie), Gewichtszunahme, trockene und schuppige Haut, trockene und brüchige Nägel und Haare, erniedrigte Körpertemperatur mit Kälteempfinden, Muskelkrämpfe, Müdigkeit und erhöhtes Schlafbedürfnis sowie Verstopfung.

Wer an einer Hashimoto-Thyreoiditis erkrankt ist, hat zudem ein erhöhtes Risiko für andere Autoimmunerkrankungen. Dazu gehören beispielsweise Diabetes Typ 1, Multiple Sklerose, rheumatoide Arthritis und Zöliakie. Zudem haben Patienten mit einer Hashimoto-Thyreoidits ein etwa doppelt so hohes Risiko für eine Herzerkrankung wie Gesunde, wenn die TSH-Werte dauerhaft erhöht sind. Ist der TSH-Wert normal, besteht kein erhöhtes Risiko. Dieses Phänomen wird auch als Komorbität oder Begleiterkrankung bezeichnet. Hierbei handelt es sich um ein eigenständiges Krankheitsbild, das zusätzlich zur Grunderkrankung auftreten kann.

Therapie

Manchmal wird die Hashimoto-Thyreoiditis per Zufall diagnostiziert, da sie Betroffenen keine Beschwerden bereitet. Solange die Funktion der Schilddrüse noch normal ist, muss die Entzündung nicht therapiert werden. Stellt die Drüse hingegen zu wenige Hormone her, kommt es zur Unterfunktion, die medikamentös behandelt werden muss.

Die Schilddrüsenfunktion trotz Hashimoto-Thyreoiditis erhalten?

Wurde die Hashimoto-Thyreoiditis per Zufall diagnostiziert, muss dies nicht bedeuten, dass man alles dem Schicksal überlassen muss. Eine regelmäßige Überwachung der weißen Blutkörperchen (Leukozyten) ist jetzt ebenso wichtig, wie für ein möglichst stabiles Immunsystem zu sorgen. Sauna und Wechselduschen können ebenso sinnvoll sein wie meditative Bewegungsübungen. Da Stress das Immunsystem negativ beeinflusst, spielt Entspannung eine wichtige Rolle. Bereitet die Erkrankung große Sorge, die etwa auch die Schlafqualität beeinträchtigt, kann es zudem sinnvoll sein, professionelle Hilfe in Anspruch zu nehmen, etwa von einem Psychologen. Auch die Vorbeugung vor Entzündungen nimmt einen wichtigen Stellenwert ein: Eine entzündungshemmende Ernährungsweise mit viel Gemüse, Fisch, Nüssen und Kernen wie Walnüsse und Leinsamen kann dazu betragen, dass die Funktion so lange wie möglich erhalten bleibt. Zu viele zuckerreiche Lebensmittel und Industrienahrung sowie künstliche Nahrungszusätze dürften sich hingegen negativ auf die Schilddrüsenfunktion auswirken. In der Summe gilt: Je natürlicher desto besser.

Aufschluss darüber, ob eine Unterfunktion vorliegt, liefert der TSH-Wert. Sind zu wenige T4- und T3-Hormone im Blut, steigt dieser Wert an. Denn die Aufgabe von TSH ist es, die Schilddrüse dazu anzuregen, mehr Schilddrüsenhormone zu bilden. Dies klappt jedoch nach einiger Zeit nicht mehr, weil durch die Entzündung zu viel Gewebe zerstört wurde.

Eingesetzt wird wie bei anderen Unterfunktionen der Schilddrüse das Hormon Levothyroxin (L-Thyroxin), künstlich hergestelltes T4. Oft wird es eingesetzt, bevor ein Abfall des Hormons T4 im Blut messbar wird. Dadurch wird die Herstellung von körpereigenem T4 heruntergefahren. Ziel der Therapie ist es, dass die Drüse weniger stark vom Körper angegriffen wird. Zudem wird der Mangel an Schilddrüsenhormonen ausgeglichen. Levothyroxin wird ein Leben lang eingenommen und kann bislang nicht durch andere Medikamente ersetzt werden.

Die meisten Betroffenen finden zusammen mit ihrem Arzt im Laufe der Zeit die individuelle Menge für das Schilddrüsenhormon.

Die unterstützende naturheilkundliche Therapie der Schilddrüsenunterfunktion

Eine Schilddrüsenunterfunktion soll immer ursächlich behandelt werden. Unabhängig davon, ob die Unterfunktion durch einen Jodmangel, einen kalten Knoten oder durch die Hashimoto-Thyreoiditis ausgelöst wurde, können verschiedene Verfahren aus der Naturheilkunde dabei helfen, die Ursachen der Krankheit zu beeinflussen oder die Symptome zu lindern. Zudem unterstützen einige Heilpflanzenstoffe und Vitalstoffe die Wirksamkeit der schulmedizinischen Therapie: **Vitamin C** kann z.B. die Wirkung des Medikaments L-Thyroxin verbessern.

Die Naturheilkunde spielt außerdem eine Rolle, wenn trotz gut eingestellter Schilddrüsenwerte weiterhin Beschwerden bestehen. Hier liegt auch die Chance der naturheilkundlichen Therapie: Heilpflanzen wie die **Rosenwurz** helfen dabei, ständige Müdigkeit zu überwinden und zu mehr Vitalität beizutragen. Andere Heilpflanzen wie die **Brennnessel** und Mineralien wie **Kalium** tragen dazu bei, Schwellungen und Wassereinlagerungen abzumildern.

Da Verstopfungen oder ein harter knotiger Stuhl ein häufiges Begleitsymtom des verlangsamten Stoffwechsels der Schilddrüsenunterfunktion sind, trägt die Anwendung von **Indischen Flohsamenschalen** zuverlässig dazu bei, die Verdauung in Schwung zu bringen. Bei langfristiger Anwendung reguliert sich dadurch die Verdauung. Aber auch der Mineralstoff **Magnesium** kann bei einer hartnäckigen Verstopfung helfen.

Auch **Vitamin D** und **Selen** spielen vermutlich wichtige Rollen bei der Hashimoto-Thyreoiditis. Derzeit wird untersucht, ob Vitamin D und Selen das Voranschreiten der Krankheit positiv beeinflussen: Erste Hinweise hierfür liegen bereits vor. Bei allen Schilddrüsenunterfunktionen nimmt zudem **Vitamin B12** einen wichtigen Stellenwert ein, da Vitamin B12-Mangel häufig vorkommt. Besteht über längere Zeiträume ein Mangel, kommt es zu einer speziellen Form der Blutarmut und nachfolgend zu Symptomen wie Müdigkeit oder Taubheitsgefühlen etwa in den Fingern. Ein Mangel sollte daher unbedingt vermieden werden. Die angegebenen Präparate sind Beispiele, die sich aus Sicht der Autorin bewährt haben. Weitere Informationen oder Präparate können Sie in der Apotheke erhalten.

Zudem können aktivierende Maßnahmen wie Wandern und Gymnastik zu einem verbesserten Wohlbefinden bei einer Schilddrüsenunterfunktion beitragen.

Die Anwendung der Naturheilkunde hat Grenzen. Heilpflanzen und Vitalstoffe sind nicht für alle geeignet. Sie können Nebenwirkungen auslösen oder Wechselwirkungen mit Medikamenten verursachen. Zudem gilt die Devise: Viel hilft **nicht** viel. Einige Vitalstoffe können sich in hohen Dosierungen im Körper anreichern und dann zu Schäden führen. Eine Grenze ist dann erreicht, wenn sich die Symptome trotz richtiger Dosierung und Einnahmeempfehlung nicht bessern oder sogar verschlechtern.
Bleiben Sie in Kontakt mit Ihrem behandelnden Arzt. Gerade wenn Sie zunehmende Schwierigkeiten beim Schlucken bemerken oder ein Kloßgefühl im Hals haben, sollten Sie Ihren Arzt kontaktieren.

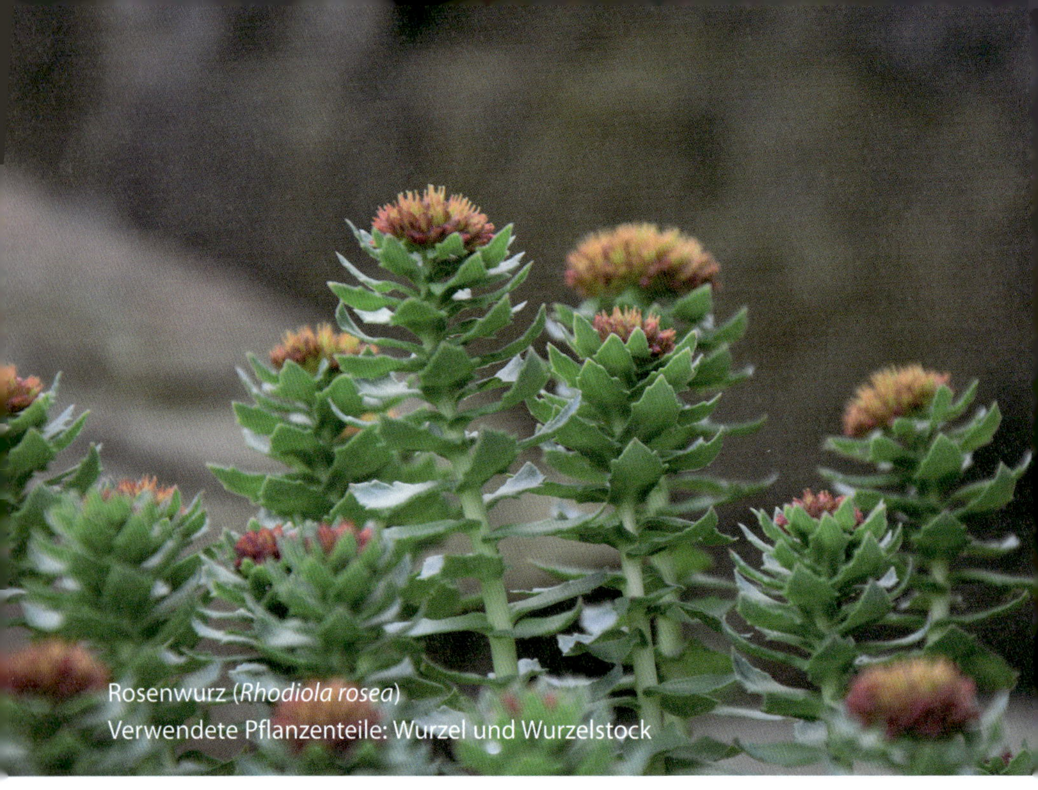

Rosenwurz (*Rhodiola rosea*)
Verwendete Pflanzenteile: Wurzel und Wurzelstock

Rosenwurz gegen Müdigkeit, Konzentrationsschwäche und Stress

Die Rosenwurz (*Rhodiola rosea*) ist in nordischen Ländern wie Grönland, Schweden und Norwegen zuhause. Dort wird die Heilpflanze schon lange zur Behandlung von Müdigkeit, Erschöpfung und bei eingeschränkter Leistungsfähigkeit eingesetzt. Die Rosenwurz ist eine anpassungsfähige und stressresistente Pflanze, die auch in Mitteleuropa gedeiht.

In der Medizin werden die Wurzeln oder der Wurzelstock der Rosenwurz eingesetzt. Extrakte aus diesen Pflanzenteilen wurden von der Europäischen Arzneimittelagentur (EMA) als ein traditionelles Arzneimittel eingestuft. Sie enthalten ein Gemisch aus verschiedenen sekundären Pflanzenstoffen wie Rosavin und Rosin und ein Glycosid, das Salidrosid heißt.

Müdigkeit, Konzentrationsschwäche und Lustlosigkeit kommen bei einer Schilddrüsenunterfunktion gehäuft vor, wenn die medikamentöse Behandlung nicht richtig greift. Es gibt auch Patienten, deren Schilddrüsenwerte im Blut im Bereich des Optimums liegen, die aber trotzdem

Beschwerden haben. Hier können die Extrakte aus Rosenwurzwurzel helfen.

Der Pflanzenextrakt der Rosenwurz kann die Bildung spezieller Signalsubstanzen (Neurotransmitter) im Gehirn so beeinflussen, dass die Konzentrationsfähigkeit, das Gedächtnis und die körperliche und geistige Belastungsfähigkeit steigen.

Eine Zusammenfassung des aktuellen Forschungsstands (Metaanalyse) legt offen, dass die Extrakte aus der Rosenwurzwurzel positive Auswirkungen auf die geistige Leistungsfähigkeit haben kann. Auch bei bestimmten psychischen Beschwerden wie depressiven Verstimmungen zeigte der Pflanzenextrakt positive Wirkungen. Zudem deuten die Ergebnisse darauf hin, dass die Heilpflanze die körperliche Leistungsfähigkeit im Vergleich zu Scheinmedikamenten in den meisten Fällen messbar verbessert.

Insgesamt zeichnet sich ein positives Bild zur Wirksamkeit von Extrakten der Rosenwurzwurzel bei Müdigkeit, Antriebslosigkeit und Schwäche ab. Auch deshalb wird zurzeit intensiv zu den Wirkungen der Rosenwurzwurzel geforscht.

Eine Schilddrüsenunterfunktion kann sich durch depressive Symptome äußern: Für vieles benötigt man mehr Kraft und Energie. Menschen, die oft traurig sind oder sich minderwertig fühlen, leiden dadurch auch unter Stress. Auch hierauf kann die Rosenwurz Einfluss nehmen, da das spezielle Inhaltsstoffgemisch der Rosenwurz die Bildung von Cortison reduzieren kann. Cortison ist die inaktive Vorstufe von Cortisol und ein natürlicher Botenstoff, der in den Nebennierenrinden gebildet wird, aber auch ein Stresshormon ist.

Wie Cortisol bei Stress wirkt

Cortisol ist für die Reaktion des Stoffwechsels vom Körper auf Stress von wesentlicher Bedeutung. In Stresssituationen – z. B. bei Angst, Wut oder Schrecken – steigt der Cortisolspiegel im Blut innerhalb weniger Minuten an. Das Hormon trägt dazu bei, dass diejenigen Körperzellen, die für Kampf- und Fluchtsituationen unwichtig sind, weniger mit Traubenzucker (Glucose) aus dem Blut versorgt werden. Stattdessen nutzen die Zellen vermehrt Fette und Proteine zur Gewinnung von

Energie. Da es bei Stress – evolutionär gesehen – ungünstig ist, etwa die Wundheilung zu fördern, einen Infekt auszukurieren oder allergisch zu reagieren, blockiert Cortisol auch das Immunsystem. Diese Wirkung macht man sich in der Pharmazie und Medizin zunutze, wenn Cortisol als Medikament Entzündungen und Allergien bremst. Hier kann die Cortisolwirkung nicht nur nützlich bei Krankheiten, sondern sogar lebensrettend sein.

Menschen, die ständig unter Stress stehen, z. B. weil sie oft unter Termindruck stehen oder Angst davor haben, die vielfältigen Aufgaben des Alltags nicht (richtig) bewältigen zu können, haben ein erhöhtes Risiko für eine permanent erhöhte Cortisolproduktion. Auch Trauer, finanzielle Schwierigkeiten oder eine Erkrankung führen zu Dauerstress. Dauerstress, d.h. der ständig erhöhte Cortisolspiegel im Blut, kann zu Veränderungen im Erbgut führen – mit gravierenden Folgen: Es kommt zu Herz-Kreislaufproblemen, Magengeschwüren und einem geschwächten Immunsystem. Vermutlich hat die Reaktion etwas damit zu tun, dass durch eine Art Gewöhnungseffekt die gesunden Regelkreise im Gehirn unterbrochen werden. Mit der Zeit gehen dann die cortisolsensiblen Zellen im Gehirn verloren: Die Fähigkeit zum Beenden von Stressreaktionen nimmt ab.

Die Extrakte aus der Rosenwurzwurzel sind als Arzneimittel und als Nahrungsergänzungsmittel erhältlich. Da die Qualitätsanforderungen für Arzneimittel strenger geregelt sind, sollte Rosenwurz bevorzugt als Arzneimittel eingenommen werden. Es enthält garantierte Mengen an wirksamen Extrakten und ist garantiert frei von Schadstoffen und Verunreinigungen. Da Nahrungsergänzungsmittel per Definition Lebensmittel sind, unterliegen die Zulassung, die Produktion und die Qualität weniger strengen Regelungen.

Die Tagesdosis (Trockenextrakt) Rosenwurzwurzel beträgt 144–400 mg. Die Einnahme kann als „Kur" zum Beispiel für acht Wochen erfolgen. Der Extrakt eignet sich auch zur dauerhaften Einnahme.

Theoretisch ist auch eine Einnahme als Tee oder Tinktur möglich. Da die erforderliche Menge wirksamer Inhaltsstoffe aber in diesen Zubereitungen nicht garantiert werden kann, sollte das Arzneimittel bevorzugt werden – vor allem, wenn starke Beschwerden vorliegen.

Ein Vorteil der Rosenwurzwurzel besteht darin, dass die Extrakte keinen Einfluss auf das Immunsystem haben. Gerade bei Autoimmunerkrankungen der Schilddrüse, aber auch bei Schilddrüsenkrebs ist es wichtig, dass das ohnehin empfindsame Immunsystem nicht beeinflusst wird. Andere Heilpflanzenstoffe, die bei Müdigkeit und körperlicher Schwäche helfen können, haben diesen Vorteil oft nicht.

Präparate mit mit Rosenwurzwurzel (Auswahl)

- **Fertigarzneimittel:** rhodioLoges® Filmtabletten, Vitango® Filmtabletten
- **Nahrungsergänzungsmittel (Kombinationspräparate):** Rosenwurz 200 mg Vegi Kapseln Avitale®, adaptoLoges®, Adrenal-Intercell® Kapseln, Cefavora® memo Kapseln

Gegenanzeigen und Wechselwirkungen

Zu Extrakten aus Rosenwurzwurzel sind keine unerwünschten Wirkungen bekannt. Menschen mit psychischen Krankheiten, Erkrankungen der Leber und der Nieren sollten die Anwendung jedoch vorab mit der Ärztin oder dem Arzt absprechen. Die Rosenwurz sollte nicht in der Schwangerschaft, Stillzeit und vor dem vollendeten 18. Lebensjahr angewendet werden. Es fehlen Untersuchungen, die eine Unbedenklichkeit belegen.

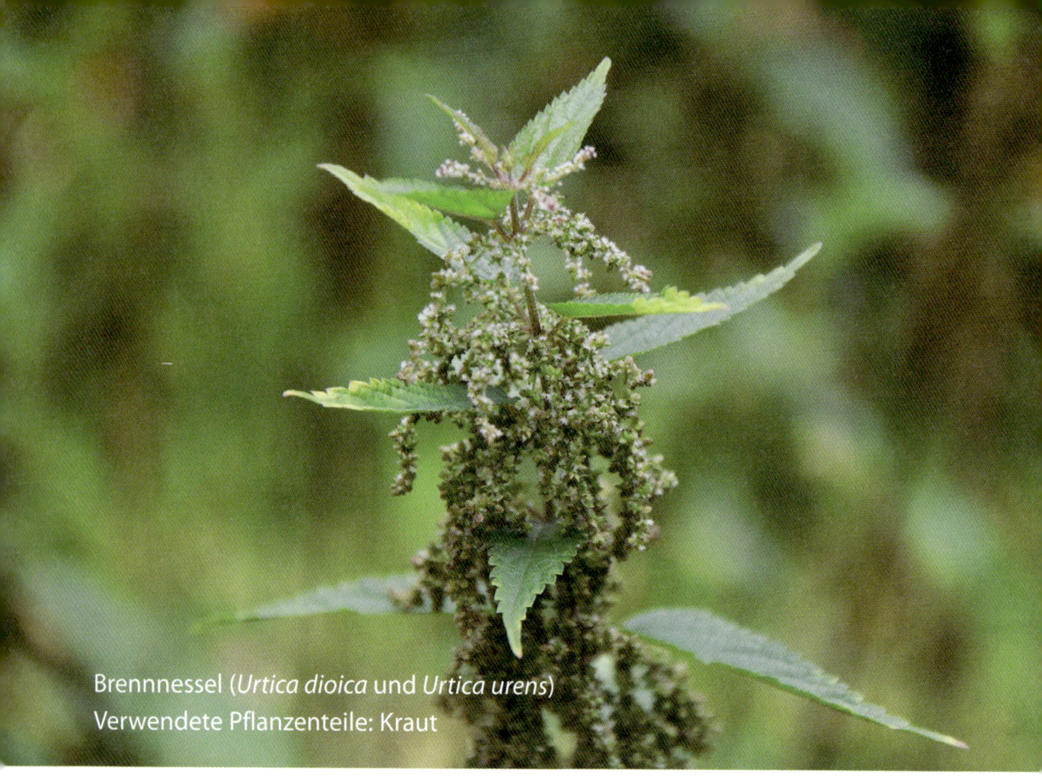

Brennnessel (*Urtica dioica* und *Urtica urens*)
Verwendete Pflanzenteile: Kraut

Brennnessel gegen Wassereinlagerungen und Schwellungen

Brennnesseln (*Urtica dioica* und *Urtica urens*) gehören in Europa zu den bekanntesten Heilpflanzen. Sie wachsen nahezu an jedem Standort und sind sehr anpassungsfähig hinsichtlich des Klimas. Bei Wassereinlagerungen (Ödemen) wird das Kraut der Brennnessel angewendet. Das Brennnesselkraut wurde von der Europäischen Arzneimittelagentur als ein traditionelles Arzneimittel eingestuft. Es enthält sekundäre Pflanzenstoffe wie Flavonoide, Caffeoylchinasäuren und Mineralstoffe wie Kalium und Kalzium.

Auch die Wurzel der Brennnessel wird für die Zubereitung pflanzlicher Arzneimittel verwendet. Sie lindert die Symptome einer gutartigen Prostatavergrößerung durch eine Erhöhung der Urinmenge und verringerte Schmerzen beim Wasserlassen.

Da bei einer Schilddrüsenunterfunktion der Stoffwechsel auf Sparflamme läuft, kommt es häufig zu Wassereinlagerungen und einem aufgequollenen Gesicht mit geschwollenen Augenlidern. Die Extrakte aus dem Brennnesselkraut können diese Symptome der Schilddrüsenunterfunktion lindern.

Die Inhaltsstoffe im Brennnesselkraut – vor allem das Kalium – erhöhen die Bildung der Urinmenge. Sie entziehen dem Körper aber kein Wasser, sondern fördern den Druckausgleich innerhalb der Zellen. Kalium befindet sich im Inneren der Zelle, Natrium im Zwischenzellraum. Natrium zieht immer Wasser nach sich. Es kommt also bei einem Natriumüberschuss oft zu Wassereinlagerungen und Schwellungen. Kalium ist sein natürlicher Gegenspieler und trägt dazu bei, dass überschüssiges Natrium (und Wasser) über die Nieren ausgeschieden wird.

Etwas vereinfacht gesprochen, wirkt Kalium aus dem Brennnesselextrakt bei einem Überschuss entwässernd, und Natrium trägt zur Speicherung von Wasser bei. Stehen beide Mineralstoffe im richtigen Verhältnis zueinander, befindet sich daher weder zu viel noch zu wenig Wasser im Körper. Oft besteht aber zum Beispiel durch die Ernährung ein Überschuss an Natrium (salzreiche Lebensmittel). In Folge stimmt das Verhältnis von Kalium und Natrium nicht mehr richtig. Der Brennnesselextrakt trägt dazu bei, dieses Verhältnis zurück in die Balance zu bringen.

Zudem wirkt der Inhaltsstoff Caffeoyläpfelsäure im Brennnesselkraut entzündungshemmend, was bei schmerzhaften Schwellungen zusätzlich helfen kann.

Der Einsatz von Brennnesselextrakt beruht vor allem auf jahrhundertelangen Erfahrungswerten. Die Heilpflanzenextrakte haben kaum unerwünschte Wirkungen.

Teezubereitung aus Brennnesselkraut

Geben Sie 2–4 g (1–2 TL) Brennnesselkraut (Apothekenqualität) in eine Tasse und übergießen es mit 250 ml kaltem Wasser. Dann kurz zum Kochen bringen. Ansatz vom Herd nehmen und zudecken, 10 Minuten ziehen lassen, dann abfiltern. Täglich zwischen 2 und 3 Tassen im Tagesverlauf trinken.

Alternativ können im Tagesverlauf zwischen 10 und 14 g Brennnesselpresssaft eingenommen werden. Zudem sind Präparate mit Extrakten aus Brennnesselkraut erhältlich. Die Dosierung sollte zwischen 750 bis 900 mg pro Tag betragen.

Tipp! Tee und andere Zubereitungen aus Brennnesselkraut sollten nicht am Abend eingenommen werden. Die durchspülende Wirkung der Brennnessel könnte zu häufigen Toilettengängen in der Nacht führen.

Präparate mit Brennnesselkraut (Auswahl)

- **Tee:** Brennnessel Tee Filterbeutel Kneipp®, Brennnessel Tee Bombastus®, Sidroga® Brennnesselblätter, H&S® Brennnesselblätter Filterbeutel, Brennnessel Tee Aurica®
- **Fertigarzneimittel (Monopräparate):** Kneipp® Brennnessel Dragees, Rheuma HEK® forte 600 mg
- **Saft:** Brennnesselsaft Schoenenberger®

Gegenanzeigen und Wechselwirkungen

Extrakte aus Brennnesselkraut können in seltenen Fällen leichte Magen-Darmbeschwerden wie Übelkeit und Durchfall auslösen. Auch Überempfindlichkeitsreaktionen wie Juckreiz und Hautausschlag sind möglich. Wenden Sie keine Brennnesselpräparate an, wenn die Ursache der Wassereinlagerungen und Schwellungen eine eingeschränkte Herz- und Nierenfunktion sind. In diesem Fall besteht eine Gegenanzeige.

Da es keine Studien zur Unbedenklichkeit gibt, sollte das Brennnesselkraut vorsichtshalber nicht in der Schwangerschaft, Stillzeit und von Kindern unter 12 Jahren eingenommen werden.

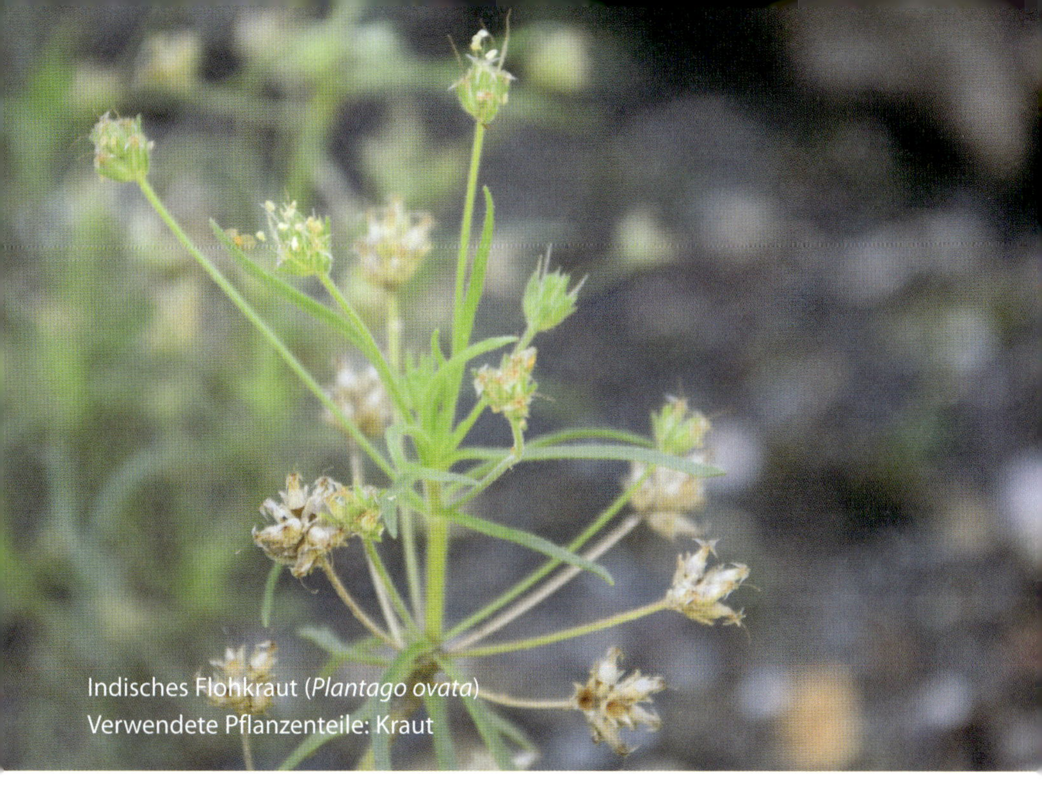
Indisches Flohkraut (*Plantago ovata*)
Verwendete Pflanzenteile: Kraut

Indisches Flohkraut gegen chronische Verstopfung

Das Indische Flohkraut (*Plantago ovata*) kommt in den tropischen und subtropischen Gebieten Indiens vor. Verwandt ist die Heilpflanze mit dem europäischen Flohkraut (*Plantago psyllium*), dessen Samen ebenfalls für therapeutische Zwecke verwendet werden. Eine Besonderheit des Indischen Flohkrauts ist aber, dass von ihren Samen sehr feine Häutchen abgetrennt werden können. Diese Häutchen heißen Flohsamenschalen und sind bei chronischer Verstopfung nachweislich wirksam. Indische Flohsamenschalen wurden von der Europäischen Arzneimittelagentur als ein allgemein anerkanntes Arzneimittel eingestuft. Indische Flohsamenschalen bestehen größtenteils aus wasserlöslichen Ballaststoffen, sogenannten Arabinoxylanen.

Die schwache Stoffwechselrate bei einer Schilddrüsenunterfunktion kann dazu führen, dass der Darm träge wird. Oft kommt es zu Verstopfung, oder der Stuhl ist hart und knotig.

Indische Flohsamenschalen quellen in Wasser so stark auf, dass sie ihre Größe um das 40–100-Fache vergrößern. Hier ist auch der Unterschied zu den Flohsamen: Diese quellen um das 9–10-Fache ihrer ursprünglichen Größe in Wasser auf. Bei chronischer Verstopfung sind Indische Flohsamenschalen stärker wirksam. Durch die starke Quellfähigkeit der Indischen Flohsamenschalen kommt es zu einem erhöhten Füllungsdruck im Darm: Über einen Dehnungsreflex in der Darmwand wird das Darmnervensystem aktiviert. Vergleichbar mit einer Tube, die ausgedrückt wird, sind die Ringmuskeln des Darms durch den Dehnungsreflex stärker angespannt, und so wird der Darminhalt schneller in Richtung Darmausgang transportiert. Zusätzlich nimmt das Stuhlvolumen zu, und der Stuhl wird weicher. Ein Gewöhnungseffekt tritt nicht ein.

Die Auswertung und Beurteilung der Studien am Menschen bis 2013 ergab, dass Indische Flohsamenschalen ein wirksames pflanzliches Arzneimittel zur Behandlung von Verstopfung sind und eine gute Verträglichkeit haben.

Anwendung von Flohsamenschalen in Wasser

Rühren Sie 3–4 g (1 TL) Flohsamenschalen in 200 ml Wasser oder Tee ein und trinken die Mischung schnell. Anschließend trinken Sie zusätzlich 1–2 Gläser Wasser. Nehmen Sie täglich 2–3 Portionen der Indischen Flohsamenschalen ein. **Achtung!** Milch und Milchprodukte bremsen das Quellvermögen der Flohsamenschalen. Sie sind dann weniger wirksam.

Tipp! Achten Sie beim Kauf auf eine hochwertige Qualität. Gut geeignet sind Flohsamenschalen in Arzneimittelqualität, da diese Produkte beispielsweise auf Schadstoffe und Pestizidbelastung geprüft wurden. Üblicherweise ist dieses Qualitätsmerkmal auf der Verpackung des Präparats aufgedruckt.

Präparate mit Indischen Flohsamenschalen (Auswahl)

- **Fertigarzneimittel:** Flosine® Balance Granulat, Mucofalk®
- **Nahrungsergänzungsmittel:** Dr. Groß Flohsamenschalen, Aurica Flohsamenschalen Flosano®, Avitale Ganze Flohsamen indisch, Zirkulin® Flohsamenschalen

Gegenanzeigen und Wechselwirkungen

Indische Flohsamenschalen sollten stets mit viel Flüssigkeit eingenommen werden, denn in sehr seltenen Fällen sind Verstopfungen der Speiseröhre und des Darms aufgetreten. Ebenso kann es zu Völlegefühl, Bauchschmerzen und Übelkeit kommen. Wenden Sie Indische Flohsamenschalen nicht an bei Darmverschluss, akuten entzündlichen Magen-Darmerkrankungen, Allergien gegen das Indische Flohkraut und schwer einstellbarem Diabetes. Wenn Sie an insulinpflichtigem Diabetes leiden, kann eine Reduktion der Insulinmenge notwendig werden.

Nehmen Sie L-Thyroxin 60 Minuten vor den Indischen Flohsamenschalen ein. Falls Sie andere Arzneimittel einnehmen müssen, sollten diese 30–60 Minuten nach der Einnahme der Indischen Flohsamenschalen erfolgen. Die Wirkung kann sonst vermindert werden.

Da es keine Studien zur Unbedenklichkeit gibt, sollten Indische Flohsamenschalen erst ab dem 12. Lebensjahr eingenommen werden.

Magnesium gegen akute Verstopfung

Magnesium ist ein lebenswichtiger Mineralstoff, der mit der Nahrung zugeführt werden muss. Besonders reichlich kommt Magnesium in Vollkornprodukten wie Haferflocken und Vollkornmehlen vor. Auch in Erbsen, Bohnen, Nüssen und Samen ist der Mineralstoff in großen Mengen zu finden. Magnesium erfüllt im Körper vielfältige Aufgaben. Am bekanntesten ist die Wirkung auf die Muskulatur: Besteht ein Magnesiummangel, können sich die Muskelzellen nicht richtig entspannen. In Folge kommt es zu Muskelkrämpfen. Magnesium ist aber auch bedeutsam für die Energiegewinnung in den Zellkraftwerken (Mitochondrien), für die Bildung und Übertragung von Botenstoffen, die Knochenfestigkeit und die Gesundheit der Blutgefäße. Auf die Muskulatur der Blutgefäße wirkt Magnesium entspannungsfördernd. Sind diese Muskeln „verkrampft“, wird der Blutfluss behindert. Eine ausreichende Versorgung mit Magnesium verbessert daher die Durchblutung und trägt zu einem gesunden Blutdruck bei. Eine „Nebenwirkung“ von Magnesium ist die stuhlaufweichende und abführende Wirkung.

Verstopfungen sind ein häufiges und unangenehmes Symptom bei einer Schilddrüsenunterfunktion. Bei akuten Verstopfungen nützt Magnesium zweifach: In einer hohen Dosis kann der Mineralstoff im Darm Wasser binden. Außerdem wirkt Magnesium entspannungsfördernd auf die Darmmuskulatur und fördert dadurch indirekt die Bewegungen innerhalb des Darms. Studien am Menschen ergaben, dass Magnesium in Abhängigkeit von der Dosierung abführend wirkt.

Um eine akute Verstopfung zu beheben, kann eine Einzeldosis von bis zu 1.200 mg Magnesium eingenommen werden. Die Einnahme sollte nicht wiederholt werden.

Bei Verstopfung, die unregelmäßig auftritt, oder bei einem harten, knotigen Stuhl reicht oft schon eine einmalige Dosis von 350–600 mg aus, um die Verstopfung zu lösen.

Magnesium ist zwar gut verträglich, sollte aber dauerhaft nicht in Dosierungen über 250 mg ergänzt werden.

Präparate mit Magnesium (Auswahl)

- **Nahrungsergänzungsmittel:** Magnesium Verla® Dragees, Brausetabletten oder Konzentrat, Magnesium Diasporal® 400 extra direkt, Biolectra® Magnesium 300 Kapseln, Magnesium ratiopharm 300 mg Micro Pellets

Gegenanzeigen und Wechselwirkungen

Wenn Sie von einer Nierenschwäche betroffen sind, sollten Sie Magnesium als Nahrungsergänzungsmittel nur in Absprache mit der Ärztin / dem Arzt einnehmen. Geschwächte Nieren können überschüssiges Magnesium möglicherweise nicht vollständig ausscheiden, sodass es zu einer Erhöhung der Blutwerte kommt. Bei schweren Herzrhythmusstörungen darf Magnesium nicht in hohen Dosierungen und nicht über die Vene in die Blutbahn gegeben werden.

Magnesium darf nicht mit Antibiotika oder Arzneimitteln gegen Osteoporose eingenommen werden. Magnesium kann sich an die Arzneimittel binden. Dadurch werden die Medikamente unwirksam. Die Einnahme sollte daher frühestens zwei Stunden nach Einnahme des Antibiotikums oder des Osteoporosemittels erfolgen.

Vitamin C für eine verbesserte Aufnahme von L-Thyroxin

Vitamin C ist ein vielseitiges und lebenswichtiges Vitamin, das mit der Nahrung aufgenommen werden muss. Besonders viel Vitamin C kommt in Gemüse und Obst vor, etwa in Paprika, Brokkoli, Blumenkohl, Johannisbeeren und Kiwi. Die Aufgaben von Vitamin C reichen von Zellschutz über die Stabilisierung von Binde-, Knorpel- und Knochengewebe bis hin zu einer verbesserten Eisenaufnahme. Zudem fördert Vitamin C die Vermehrung von Abwehrzellen und verbessert deren Funktion. Es trägt außerdem zum Abbau von Cholesterin in Gallensäuren bei und beeinflusst dadurch die Blutfettwerte. Auch auf wichtige Nervenbotenstoffe hat Vitamin C einen Einfluss: Es ist für die Bildung von Hormonen wie Adrenalin, Noradrenalin und Dopamin sowie für andere Neurotransmitter unerlässlich.

Der Wirkstoff Levothyroxin ist besser bekannt unter dem Namen L-Thyroxin. Bei L-Thyroxin handelt es sich um synthetisch hergestelltes T4, das dieselben Aufgaben wie das natürliche Hormon erfüllt. Es wird zur Behandlung von Schilddrüsenerkrankungen eingesetzt, die mit einer Unterfunktion einhergehen. Das kann beispielsweise bei einer Unterfunktion durch einen Jodmangel oder bei der Autoimmunerkrankung Hashimoto-Thyreoiditis der Fall sein. Aber auch bei anderen Krankheiten der Schilddrüse wird L-Thyroxin zur Behandlung verabreicht, und zwar immer dann, wenn die körpereigene Bildung des Hormons nicht ausreichend ist oder das Schilddrüsengewebe teilweise oder ganz entfernt wurde.

Damit L-Thyroxin gut vom Körper aufgenommen werden kann, ist der saure Magensaft wichtig. Wird zu wenig Magensäure gebildet, steigt der ph-Wert im Magensaft an. In Folge kann das L-Thyroxin weniger gut verwertet werden, und es kommt zu Schwankungen der Schilddrüsenwerte im Blut. Auch Arzneimittel gegen Sodbrennen (Säureblocker) oder Krankheiten des Magens wie die Magenschleimhautentzündung können den pH-Wert im Magen ansteigen lassen. Da Vitamin C den Magensaft ansäuert, kann es die Aufnahme von L-Thyroxin verbessern. Mehrere Pilotstudien am Menschen bestätigen dies, wobei die Zahl der Teilnehmer in den Studien gering war.

Wenn die Schilddrüsenwerte ständig schwanken und der Verdacht besteht, dass das L-Thyroxin nicht richtig wirkt, könnte sich eine Ergänzung des Vitamins lohnen.

Um die Wirksamkeit von L-Thyroxin zu verbessern, können Sie täglich 500 mg Vitamin C zusammen mit L-Thyroxin einnehmen. Vitamin C kann als Brausetablette aufgelöst in Wasser eingenommen werden. Auch Kapseln, Tabletten oder Pulver mit Vitamin C sind erhältlich.

Präparate mit Vitamin C (Auswahl)

- **Arzneimittel:** Vitamin C 500 WÖRWAG Pharma, Ascorvit® 500 mg
- **Nahrungsergänzungsmittel:** Vitamin C ratiopharm® retard 500 mg Kapseln, Vitamin C 500 mg Zein Pharma®

Gegenanzeigen und Wechselwirkungen

Bei Niereninsuffizienz (Nierenschwäche) sollten täglich nicht mehr als 500 mg Vitamin C eingenommen werden. Das Vitamin kann dann die Bildung von Harnsteinen fördern. Sind bereits Nierensteine vorhanden, kann die Einnahme von mehr als 500 mg Vitamin C pro Tag zu einer Verschlimmerung führen.

Vitamin D-Mangel bei Unterfunktion ausgleichen

Vitamin D ist eine hormonartige Substanz, die der Körper entweder durch Sonnenlicht selber bildet oder mit der Nahrung aufnimmt. Allerdings ist nur in fettem Seefisch reichlich Vitamin D enthalten. Das Vitamin ist wichtig für stabile Knochen, fördert die Zellteilung, trägt zur Bildung von Botenstoffen bei und fördert das Immunsystem. Auch die Funktion der Muskeln und das Herz-Kreislaufsystem werden durch Vitamin D beeinflusst.

Menschen mit einer Schilddrüsenunterfunktion sind häufiger von einem Vitamin D-Mangel betroffen als Gesunde. Obwohl noch nicht klar ist, in wieweit Vitamin D einen Einfluss auf eine Schilddrüsenunterfunktion hat, wird er in der Regel behoben. Einige Wissenschaftler vermuten, dass ein Vitamin D-Mangel zu Entgleisungen des Immunsystems führen könnte, zum Beispiel bei Hashimoto-Thyreoidits.

Bei der Hashimoto-Thyreoiditis ist der TPO-AK-Spiegel (Antikörper) im Blut bei gleichzeitigem Vitamin D-Mangel erhöht. Wird der Mangel nach und nach ausgeglichen, sinkt der TPO-AK-Spiegel um 20–50 Prozent. Eine Studie mit Hashimoto-Thyreoiditis-Patienten ergab außerdem, dass die Krankheit langsamer voranschritt, wenn der Mangel behoben wurde.

Zusammenfassend lässt sich feststellen, dass ein Vitamin D-Mangel bei einer Schilddrüsenunterfunktion auf jeden Fall vermieden werden sollte. Ob ein Mangel vorliegt oder nicht, kann durch eine Blutuntersuchung festgestellt werden. Sprechen Sie Ihre Ärztin oder Ihren Arzt darauf an. Mehr Informationen zu den normalen Blutwerten finden Sie im Kapitel „Vitalstoffe und Schilddrüse“.

Wird ein Vitamin D-Mangel festgestellt, sollte die Dosis der Ergänzung individuell von dem behandelnden Arzt festgelegt werden, insbesondere, wenn es sich um einen starken Mangel handelt. Reichen das Sonnenlicht und die Nahrung nicht aus, um den Vitamin D-Spiegel dauerhaft zu verbessern und zu stabilisieren, können 1.000 I.E. (Internationale Einheiten) täglich zusätzlich zugeführt werden, um den Spiegel um 10 ng pro Milliliter zu erhöhen.

1 μg Vitamin D entspricht 40 Internationalen Einheiten (IE), oder anders herum: 1 IE entspricht 0,025 μg. Vitamin D ist ein fettlösliches Vitamin. Deshalb sollte es immer mit den Mahlzeiten aufgenommen werden.

Präparate mit Vitamin D (Auswahl)

- **Arzneimittel:** Vigantol® 1.000 I.E. Vitamin D3, Vitamin D3 1.000 I.E. Hevert® Tabletten, Vitamin D-Sandoz® 1.000 I.E. Tabletten
- **Nahrungsergänzungsmittel:** Dr. Jacob's® Vitamin D3 Öl, D-form® 1.000 liquid

Gegenanzeigen und Wechselwirkungen

Bei Nierenkrankheiten sollte Vitamin D in Form von Nahrungsergänzungsmitteln nur in Absprache mit einem Arzt und regelmäßiger Kontrolle der Nierenwerte eingenommen werden, da Vitamin D die

Aufnahme von Kalzium ins Blut steigert. Durch zu hohe Mengen Vitamin D kann sich Kalzium im Körper anreichern. Auch bei Nierensteinen sollte Vitamin D nur nach Absprache mit der Ärztin oder dem Arzt eingenommen werden. Bei der Bindegewebskrankheit Morbus Boeck (Sarkoidose) soll kein Vitamin D ergänzt werden.
Wenn Sie Entwässerungsarzneimittel (Diuretika) aus der Gruppe der Thiazide einnehmen müssen, sollten Sie Vitamin D nur dann als Nahrungsergänzungsmittel einnehmen, wenn Ihre Ärztin/Ihr Arzt regelmäßig die Kalziumwerte im Blut überprüft. Vitamin D erhöht bei dieser Arzneimittelgruppe die Aufnahme von Kalzium ins Blut. Andere Diuretika sind von dieser Wirkung nicht betroffen und können zusammen mit Vitamin D eingenommen werden.

Vitamin B12-Mangel ausgleichen

Vitamin B12 ist ein essentielles Vitamin, d.h. es muss mit der Nahrung aufgenommen werden. Es ist in tierischen Lebensmitteln enthalten und kommt beispielsweise in Fisch, Fleisch, Käse, Milch und Eiern vor. In pflanzlichen Lebensmitteln ist Vitamin B12 nur in Spuren enthalten, weswegen Veganer generell Vitamin B12 ergänzen sollten.

Zu den wichtigsten Aufgaben von Vitamin B12 gehört die Blutbildung. Zusätzlich ist Vitamin B12 an der Bildung von Nervenbotenstoffen beteiligt und trägt zum Abbau des Zellgifts Homocystein bei. Ein Vitamin B12-Mangel zeigt sich zum Beispiel durch Blutarmut (perniziöse Anämie), wunde Schleimhäute in Mund und Rachen und Taubheitsgefühle. Typische Symptome der pernizösen Anämie sind Müdigkeit, Schwächegefühl, Konzentrationsschwäche, Kopfschmerzen, zu hohe Herzfrequenz und häufige Übelkeit.

Vitamin B12 spielt bei allen Schilddrüsenunterfunktionen eine wichtige Rolle, da die Unterfunktion zu einer verringerten Aufnahme des Vitamins führt. Da der Körper Vitamin B12 speichert, vergehen oft mehrere Jahre, bis es zu einem messbaren Mangel kommt. Dennoch scheint der Mangel ein verbreitetes Phänomen bei einer Unterfunktion zu sein: In einer Beobachtungsstudie mit 116 Schilddrüsenpatienten wurde festgestellt, dass etwa 40 Prozent der Teilnehmer einen Mangel hatten.

Zudem scheint ein Zusammenhang zwischen der Hashimoto-Thyreoiditis und einem Vitamin B12-Mangel zu bestehen: Bei der Autoimmunerkrankung kann es zu einer verringerten Bildung eines bestimmten Stoffes im Magensaft (Intrinsic Factor) kommen, der im Magenfundus[2] produziert wird. Der Grund hierfür ist, dass sogenannte Parietalzell-Antikörper bei der Autoimmunerkrankung auch die Zellen im Magenfundus angreifen können. Die daraus resultierende verminderte Bildung des Intrinsic Factors führt im Verlauf zu einer verminderten Aufnahme von Vitamin B12 im Dünndarm. Ein Mangel an Intrinsic Factor verursacht so auf lange Sicht einen Vitamin B12-Mangel mit der Folge einer perniziösen Anämie. Rund 25 Prozent aller Betroffenen mit einer Hashimoto-Thyreoiditits entwickeln in einem Zeitraum von 10 Jahren einen Vitamin B12-Mangel. Bei einer Schilddrüsenunterfunktion ist es daher wichtig, die Versorgung mit Vitamin B12 im Blut regelmäßig zu untersuchen.

Die Antikörper können auch die Magenzellen bei der Autoimmunerkrankung Morbus Basedow angreifen. Dadurch kann auch bei Morbus Basedow ein erhöhtes Risiko für einen Vitamin B12-Mangel bestehen.

Es gibt verschiedene Messmethoden, um den Vitamin B12-Status zu ermitteln. Am genausten ist die Bestimmung von Holotranscobalamin (HoloTC) im Blutserum. Eine gute Versorgung besteht, wenn der Wert über 54 Pikomol pro Liter beträgt. HoloTC ist ein funktionierender Marker, der einen frühen Vitamin B12-Mangel aufdeckt. Zudem ist eine Untersuchung von Vitamin B12 im Blutserum (Normwert: 300–900 pg (Pikogramm)) sowie die Bestimmung der Parietalzell-Antikörper möglich. Ferner kann eine Biopsie aus dem Magenfundus die Diagnose der perniziösen Anämie untermauern.

Generell ist bei einer Schilddrüsenunterfunktion eine Vitamin B12-reiche Ernährungsweise die beste Vorsorge, um einem Mangel vorzubeugen. Erwachsene haben einen Tagesbedarf von 3,0 μg pro Tag. In der Schwangerschaft liegt der Tagesbedarf bei 3,5 μg und in der Stillzeit bei 4,0 μg.

2 Magenfundus oder Magenkuppel ist der obere Teil des Magens, der meist mit Luft gefüllt ist, die beim Schlucken in den Magen gelangt.

Auch ein leichter Mangel kann durch einen Mehrverzehr Vitamin B12-reicher Lebensmittel ausgeglichen werden. Veganer sollten darauf achten, dass Milch-Ersatzprodukte mit Vitamin B12 angereichert sind. Ist eine ausreichende Versorgung über die Ernährung nicht möglich, kann ein Präparat mit Vitamin B12 ergänzt werden. Um einem Mangel vorzubeugen, wird die tägliche Einnahme von 10–50 μg empfohlen. Ein echter Mangel muss hingegen mit hochdosiertem Vitamin B12 ausgeglichen werden. Die Dosierung richtet sich nach der Ausprägung des Mangels. Bei einem leichten Mangel sind es 250–500 μg, bei einem ausgeprägten Mangel 500–1.000 μg pro Tag.

Präparate mit Vitamin B12 (Auswahl)

- **Arzneimittel:** Vitamin B12 Depot injectopas® 1500 μg Injektionslösung Pascoe, Vitamin B12 Depot Hevert® Injektionslösung
- **Nahrungsergänzungsmittel:** B12-form® 500+ Lutschtabletten oder Kapseln, Doppelherz® Vitamin aktiv Vitamin B12 Direkt 150 μg

Gegenanzeigen

In der Schwangerschaft sollte die Einnahme von Vitamin B12 mit der Ärztin oder dem Arzt abgesprochen sein.

Kalium gegen Wassereinlagerungen und Augenlidschwellungen

Vom Kalium war schon weiter oben im Zusammenhang mit der Brennnessel die Rede. Hier geht es um eine Ergänzung mit dem isolierten Mineral. Kalium ist ein lebenswichtiger Mineralstoff, der mit der Nahrung aufgenommen werden muss. Generell sind Gemüse, Obst und Hülsenfrüchte besonders kaliumreich. Aber auch Fleisch, zum Beispiel Rind- und Schweinefleisch, enthält Kalium.

Zu den wichtigsten Aufgaben von Kalium gehören die Weiterleitung von Nervensignalen und die Regulierung des Wasserhaushalts im Körper. Kalium ist der wichtigste Gegenspieler von Natrium (Kochsalz). Allerdings haben die Lebensmittel der westlichen Ernährung oft einen sehr hohen Salzanteil, der durch das Kalium aus der Nahrung nicht kompensiert werden kann. Versteckte Salzquellen sind zum Beispiel Brot und Backwaren, Käse und Wurstwaren.

Menschen mit einer Schilddrüsenunterfunktion sehen manchmal aufgedunsen aus und neigen zu Wassereinlagerungen. Der Grund dafür ist ein gestörtes Gleichgewicht im Wasserhaushalt: Aufgrund des schwachen Stoffwechsels bei einer Schilddrüsenunterfunktion können sich vermehrt Kohlenhydrate in den Zwischenräumen von Zellen, Organen und Geweben ansammeln, die Wasser binden. Zusätzlich befindet sich natürlicherweise relativ viel Natrium (aus Kochsalz) im Zellzwischenraum, das ebenfalls stets Wasser bindet, wenn es in den Körper aufgenommen wird.

Im Inneren der Zelle befindet sich vor allem Kalium. Es sorgt für ein Gleichgewicht zwischen dem Inneren und dem Äußeren der Zelle. Durch seine Wirkung als Natrium-Gegenspieler trägt es dazu bei, dass überschüssiges Wasser ausgeschwemmt wird. In Folge klingen die Wassereinlagerungen und Schwellungen im Körper und an den Augen ab. Diese Wirkung gilt als belegt.

Sicherheitshalber sollten die Kaliumwerte überprüft werden, um eine Über- oder Unterversorgung auszuschließen. Der Kaliumwert wird im Blutserum ermittelt. Als normal gelten Werte von 3,6–4,8 mmol pro Liter.

Eine kaliumreiche und natriumsparende Ernährungsweise ist die beste Methode, um den Körper mit ausreichend Kalium zu versorgen. Täglich sollen Erwachsene 2.000 mg Kalium über die Nahrung zu sich nehmen. Eine kaliumreiche Ernährung setzt voraus, dass etwa Gemüse,

Hülsenfrüchte und Kartoffeln nach Möglichkeit ohne oder mit sehr wenig Speisesalz zubereitet werden. Zur allgemeinen Unterstützung der Wasserausscheidung können bis zu 500 mg Kalium in Form von Nahrungsergänzungsmitteln eingenommen werden.

Präparate mit Kalium (Auswahl)

- **Arzneimittel:** Kalinor® retard P 600 mg Hartkapseln
- **Nahrungsergänzungsmittel:** Kalium Verla® purKaps, Gall Pharma Kalium 400 mg GPH Kapseln

Gegenanzeigen und Wechselwirkungen

Bei Niereninsuffizienz (Nierenschwäche) sollte Kalium nur in Absprache mit einem Arzt und regelmäßiger Kontrolle der Nierenwerte eingenommen werden, da schwache Nieren den Mineralstoff schlechter ausscheiden. Kalium würde sich damit im Körper anreichern.
Nehmen Sie kein zusätzliches Kalium als Nahrungsergänzungsmittel ein, wenn Sie blutdrucksenkende Medikamente aus der Gruppe der ACE-Hemmer einnehmen müssen. Dasselbe gilt für die Einnahme von AT1-Blockern und Herzglycosiden. Auch wer zu wenig trinkt und dehydriert ist, darf kein Kalium einnehmen. Es würde sonst zu einer weiteren Entwässerung des Körpers kommen.

Selen zur Linderung von Symptomen bei Hashimoto-Thyreoiditis

Selen wurde oben im Zusammenhang mit der gesunden Schilddrüse ausführlich besprochen. Darum geht es hier vor allem um die Wirkung bei Schilddrüsenunterfunktion.

Das Spurenelement Selen ist für die Bildung körpereigener Enzyme wie Thyreoglobulin und Glutathionperoxidase unentbehrlich. Die Glutathionperoxidase schützt die Körperzellen vor Sauerstoffverbindungen, die das Erbgut schädigen können. Daher verfügt Selen indirekt über eine zellschützende Wirkung. Auch auf das Immunsystem hat Selen einen Einfluss: Es fördert die Bildung bestimmter Immunzellen wie T-Helferzellen, die für die Abwehr von Krankheitskeimen wichtig sind. Auch für die Funktion anderer Zellen des Immunsystems ist Selen wichtig, darunter die natürlichen Killerzellen.

Für die Funktion der Schilddrüse ist Selen durch seine Entgiftungsfunktion von großer Bedeutung. Es ist außerdem an der Aktivierung der Schilddrüsenhormone Thyroxin (T4) und Triodthyronin (T3) beteiligt.

Selen kann Entzündungen bei der Hashimoto-Thyreoiditis herabsetzen, da es generell oxidativen Stress hemmt. Bei oxidativem Stress werden die Zellen geschädigt, und es können Entzündungen entstehen. Zudem werden für den Auf- und Abbau von Schilddrüsenhormonen selenhaltige Enzyme gebraucht, zum Beispiel Thyreoglobulin. Fehlt Selen, wird die Schilddrüsenfunktion auf vielfältige Art und Weise beeinträchtigt.

Die Auswertungen mehrerer systematischer Übersichtsarbeiten zeigen, dass Selen die Menge verschiedener Antikörper im Blut hemmen kann. Es handelt sich um Thyreoperoxidase-Antikörper (TPO-AK) und Thyreoglobulin-Antikörper (TG-AK): Die Krankheitsaktivität ließ im Schnitt um drei bis zwölf Monate nach. Die Senkung der Antikörper wurde dabei nicht über die Ernährung erreicht, sondern durch die Einnahme der Selenverbindung Selenomethionin. Diese wurde als Nahrungsergänzungsmittel zusätzlich zu L-Thyroxin eingenommen.

Leider gibt es derzeit noch keine Studien, die länger als drei Monate durchgeführt wurden. Daher bleibt unklar, wie sich die Einnahme von Selen langfristig bei einer Hashimoto-Thyreoiditis auswirkt. Einem Selenmangel sollte aber in jedem Fall vorgebeugt werden.

Berücksichtigt werden sollte auch, dass Selen möglicherweise bei einem bestehenden Jodmangel nicht richtig wirkt. Eine ausreichende Jodversorgung ist daher bei einer Hashimoto-Thyreoiditis wichtig, eine Überversorgung sollte allerdings vermieden werden.
Die Jodversorgung kann im Urin gemessen werden. Liegt der Wert bei Erwachsenen unter 100 µg pro Liter, kann ein Jodmangel vorliegen.

Bevor Sie bei Hashimoto-Thyreoiditis ein Nahrungsergänzungsmittel mit Selen einnehmen, sollten Sie die Blutwerte in einer Arztpraxis bestimmen lassen. Im Blutserum beträgt der Normalwert 100–120 μg pro Liter, im Vollblut 120–150 μg pro Liter. Von einem Mangel wird ab einem Selenwert unterhalb 80 μg pro Liter Serum gesprochen oder unter 100 μg pro Liter Vollblut.

Menschen mit einer Hashimoto-Thyreoiditis sollten täglich 200 μg Selen zu sich nehmen. Dies kann durch eine selenreiche Ernährungsweise erfolgen oder durch die Ergänzung eines Selenpräparates. In den meisten Studien wurde die Selenverbindung Selenomethionin verwendet. Die Nahrungsergänzung mit Selen sollte mit der Ärztin oder dem Arzt abgesprochen werden und der Selenspiegel sollte regelmäßig kontrolliert werden (etwa nach sechs Monaten), um eine Überversorgung mit Selen zu vermeiden.

Präparate mit Selen (Auswahl)

- **Nahrungsergänzungsmittel:** Cefasel 200 nutri® Selen-Tabs, Selen Verla® purKaps, Selen Loges® 100 NE Tabletten, Selenioform® 100+

Gegenanzeigen und Wechselwirkungen

Menschen mit einer chronischen Nierenschwäche (Niereninsuffizienz) sollten den Selenspiegel vor der Einnahme bestimmt lassen. Zudem sollte die Ergänzung mit einem Mediziner abgesprochen sein. Kranke Nieren können Selen schlecht ausscheiden. Es könnte sich dadurch im Körper anreichern.

Selen liegt in der Natur in verschiedenen Verbindungen vor. Natriumselenit sollte nicht zur gleichen Zeit mit Vitamin C eingenommen werden, da das Vitamin C die Aufnahme von Natriumselenit herabsetzt. Es sollte eine Pause von zwei Stunden zwischen den Einnahmen liegen. Alternativ könnten Sie ein Präparat mit Natriumselenat einnehmen. Die Aufnahme von Natriumselenat wird nicht durch Lebensmittel behindert.

Was Sie außerdem tun können

Gurgeln bei Heiserkeit

Heilpflanzenstoffe aus Eibisch, Isländisch Moos und Spitzwegerich können bei Heiserkeit und häufigem Räuspern helfen. Die Schleimstoffe aus diesen Pflanzen wirken ganz allgemein reizlindernd und schleimhautschützend. Kommen sie mit einer Schleimhautoberfläche in Kontakt, so breiten sie sich wie ein gelartiges Netz über diese aus.

Gurgellösung aus Eibischwurzel

Geben Sie 2 g (1 TL) Eibischwurzel (Apothekenqualität) in ein Glas und übergießen sie mit 150 ml kaltem Wasser. 30 Minuten ziehen lassen, dann abfiltern. Die Spülung eine Minute im Mund behalten, danach ausspucken. Bei Bedarf mehrmals täglich wiederholen.

Gurgellösung aus Spitzwegerichkraut

Geben Sie 1,5 g (1 TL) Spitzwegerichkraut (Apothekenqualität) in ein Glas und übergießen es mit 150 ml kaltem Wasser. 30 Minuten ziehen lassen, dann abfiltern. Einen kleinen Schluck der Gurgellösung in den Mund nehmen, damit zwei bis drei Minuten gurgeln, danach ausspucken. Bei Bedarf mehrmals täglich wiederholen.

Teezubereitung aus Isländisch Moos

Geben Sie 1,5 g (1 TL) Isländisch Moos (Apothekenqualität) in ein Glas und übergießen es mit 150 ml kaltem Wasser. 10 Minuten ziehen lassen, dann abfiltern, abkühlen lassen. Behalten Sie die Flüssigkeit rund 1 Minute im Mund und gurgeln Sie damit, danach ausspucken. Bei Bedarf mehrmals täglich wiederholen.

Omega-3-Fettsäuren

Genießen Sie regelmäßig eine Mahlzeit mit fettreichem Fisch. Er enthält reichlich Omega-3-Fettsäuren, die antientzündlich wirken. Sie wirken auf eine Vielzahl von Stoffwechselvorgängen und haben einen positiven Einfluss auf alle entzündlichen Erkrankungen. Sie sorgen außerdem für eine Normalisierung des Fettstoffwechsels und können Cholesterinwerte im Blut senken. Da Omega-3-Fettsäuren Bestandteil der Zellwände sind, haben sie einen Einfluss auf den ganzen Körper.

Fischöle sind die einzigen tierischen Quellen für Omega-3-Fettsäuren. Bei einer vollwertigen Ernährung wird empfohlen, 1–2-mal pro Woche Seefisch, am besten Makrele, Hering, Lachs oder Sardinen zu verzehren. Die Bioverfügbarkeit, d.h. die Möglichkeit, vom Körper aufgenommen zu werden, ist bei den tierischen Omega-3-Fettsäuren größer als bei pflanzlichen Omega-3-Fettsäuren. Für den menschlichen Körper ist es also einfacher, die essentiellen Omega-3-Fettsäuren über tierische Quellen aufzunehmen.

Aufgrund der Problematik der Überfischung und der Schwermetallbelastung von fettem Seefisch sucht man zunehmend nach Pflanzenölen als ernstzunehmende Alternativen zum Fischöl. Seefisch aus Aquakulturen, das sei hier angemerkt, eignet sich nicht als Omega-3-Quelle, da gezüchtete Fische nachweislich weniger Omega-3-Fettsäuren produzieren. Zu den vielversprechendsten erforschten Pflanzenölen zählen das Leinöl und das Echiumöl. Letzteres ist noch nicht weit verbreitet und sehr teuer, aber das Leinöl ist mittlerweile in jedem Bioladen, Reformhaus und Supermarkt (auch in Bioqualität) erhältlich.

Es wird empfohlen, täglich etwa 0,5–1,5 g Omega-3-Fettsäuren aus Fischöl aufzunehmen. Menschen, die sich rein pflanzlich ernähren, sollten bis zu 15 g (etwa 2 EL) Leinöl pro Tag zu sich nehmen.

Bewegung

Um den verlangsamten Stoffwechsel bei einer Schilddrüsenunterfunktion in Schwung zu bringen, sollten Sie aktiv sein, regelmäßig walken, schwimmen oder joggen. Das regt auch die Herz-Kreislauffunktion an und steigert die Vitalität. Auch Gymnastik kann helfen; denn unabhängig von der Art der körperlichen Aktivität wird der Erhalt der Muskulatur gefördert, oder es bilden sich neue Muskelzellen. Das ist nicht nur positiv für den Stoffwechsel und den Bewegungsapparat, sondern trägt auch zu einem gesunden Körpergewicht und einem guten Körpergefühl bei.

Walking ist für alle Alters- und Leistungsgruppen geeignet, also auch für Wiedereinsteiger, übergewichtige und ältere sowie für chronisch kranke Menschen. Bei Patienten mit Herz-Kreislauf-Problemen wird es in der Nachsorge seit Jahren mit Erfolg durchgeführt. Beim Walking kann man die Kräfte dosiert einsetzen, es kommt auch seltener zur Überforderung. Laufen Sie in einem Tempo, das Gespräche noch ermöglicht. Nordic Walking ist eine etwas intensivere Form des Walkings, bei der zusätzlich Stöcke eingesetzt werden. Es ist ein effektives Training für Arme, Schultern, Brust- und Rückenmuskeln und verbessert die Haltung. Zusätzlich werden Gelenke und Wirbelsäule beim Lauf auf ebener Strecke durch die Stöcke um fünf Kilo pro Schritt entlastet.

Kapitel 5: Schilddrüsenkrebs

Vorkommen und Formen

Der vergleichsweise seltene Schilddrüsenkrebs betrifft mehr Frauen als Männer. Am häufigsten kommen die folgenden drei Formen der Erkrankung vor:

Papillärer Schilddrüsenkrebs: Papillen sind kleine, rundliche Vergrößerungen an oder in Organen. Dieser Schilddrüsentumor kann bei einer Ultraschalluntersuchung sichtbar werden und bedarf weiterer Untersuchungen mittels Feinnadelbiopsie. Ein papillärer Schilddrüsenkrebs bildet keine Schilddrüsenhormone und sieht bei einem Szintigramm wie ein kalter Knoten aus. Im Unterschied zum kalten Knoten können Krebszellen Jod aufnehmen. Hier liegen auch die Chancen in der vergleichsweise guten Behandlung und Heilung: Der papilläre Schilddrüsenkrebs ist mit 60 Prozent der häufigste Schilddrüsenkrebs.

Follikulärer Schilddrüsenkrebs: Follikel sind kleine Bläschen oder Säckchen in der Schilddrüse und im Falle einer Tumorerkrankung bösartig. Der follikuläre Schilddrüsenkrebs ist mit rund 30 Prozent die zweithäufigste Schilddrüsenkrebsart. Bei einem Verdacht auf follikulären Schilddrüsenkrebs werden mit Hilfe der Feinnadelbiopsie einige der verdächtigen Zellen entnommen und im Labor untersucht. Oft bildet ein follikulärer Schilddrüsenkrebs keine Hormone, in manchen Fällen aber doch.

Medullärer Schilddrüsenkrebs: Dieser seltene Schilddrüsenkrebs (5–10 Prozent aller Schilddrüsenkrebserkrankungen) hat seinen Ursprung außerhalb der eigentlichen Schilddrüsenzellen. Denn innerhalb der Schilddrüse gibt es andere Zellen, die C-Zellen heißen und das Hormon Calcitonin bilden. Calcitonin führt zum Beispiel zur Absenkung von Kalzium und Vitamin D im Blut. Deshalb wird der medulläre Schilddrüsenkrebs auch C-Zell-Karzinom genannt. Bei einem Verdacht auf medullären Schilddrüsenkrebs wird neben anderen Laboruntersuchungen der Calcitonin-Spiegel im Blut gemessen. Oft müssen weitere Hormonerkrankungen, die mit dieser Form des Schilddrüsenkrebses assoziiert sind, ausgeschlossen werden (multiple endokrine Neoplasie MEN II).

Vorbeugung

Ob ein Jodmangel die Entstehung von Schilddrüsenkrebs begünstigt, ist unklar. Allerdings ist der papilläre Schilddrüsenkrebs in Gebieten mit einer guten Jodversorgung nach dem Auftreten besser zu behandeln. Begünstigend für die Entstehung von papillärem und follikulärem Schilddrüsenkrebs sind vermutlich ionisierte Strahlen. Nach Atomreaktorunfällen wie z.B. in Tschernobyl und nach den Atombombenangriffen in Hiroshima und Nagasaki entwickelten die Menschen signifikant häufiger Schilddrüsenkrebs als an anderen Orten.

Bei drei von vier Betroffenen mit medullärem Schilddrüsenkrebs ist die Ursache unbekannt. Einer von vier Patienten entwickelt die Krankheit hingegen aufgrund eines Gendefekts. Wird dieser Gendefekt diagnostiziert, wird die Schilddrüse oft im Kindesalter entfernt, um einer späteren Erkrankung vorzubeugen. Die Erkrankungsrate beträgt bei Menschen mit einem Gendefekt rund 90 Prozent.

Symptome

Je nachdem, wie groß der Schilddrüsenkrebs ist und in welche Richtung er sich ausweitet, kommt es häufig zu allgemeinen Symptomen wie:

- Heiserkeit durch Schädigung der Stimmlippen oder Nerven
- Atembeschwerden, wenn die Luftröhre eingeengt wird
- Schluckbeschwerden oder Druckempfinden im Hals, wenn der Krebs auf die Speiseröhre drückt oder sie einengt
- Nervenschädigung (Horner-Syndrom), die oft einseitig auftritt; dabei verengen sich die Pupillen, der Augapfel wirkt eingefallen, und das Oberlid hängt herab.

Bei dem papillären und follikulären Schilddrüsenkrebs sind geschwollene Lymphknoten am Hals besonders häufig.

Bei dem medullären Schilddrüsenkrebs kommt es oft durch den Abfall des Kalziumspiegels zu Muskelkrämpfen, Kribbel- oder Taubheitsgefühlen oder Durchfall, der auch mit Medikamenten nicht oder wenig zu beeinflussen ist.

Therapie

Die Behandlung von Schilddrüsenkrebs erfolgt in der Regel durch eine Operation. Je nachdem, welcher Krebs vorliegt, wird das Schilddrüsengewebe teilweise oder ganz entfernt. Bei dem papillären und follikulären Schilddrüsenkrebs schließt sich dann in der Regel eine Radiojodterapie an, um zu verhindern, dass der Krebs erneut aufflammt. Der medulläre Schilddrüsenkrebs wird nur operativ behandelt.

Nach der Schilddrüsenoperation ist die Therapie mit Levothyroxin ein Leben lang nötig. Es kann bislang nicht durch andere Medikamente ersetzt werden. In der Umstellungsphase nach der Operation und der Einnahme von Levothyroxin sollten der Vitamin D- und Kalzium-Spiegel regelmäßig überprüft werden. Ein niedriger Vitamin D- und Kalzium-Spiegel kann langfristig zu einer Abnahme der Knochendichte führen und so beispielsweise Osteoporose begünstigen.

Die unterstützende naturheilkundliche Therapie von Schilddrüsenkrebs

Eine Krebserkrankung der Schilddrüse muss immer schulmedizinisch behandelt werden. Die naturheilkundliche Therapie zielt darauf ab, die Genesung nach einer überstandenen Krebserkrankung zu fördern und die Symptome zu lindern. Aber es gibt auch Grenzen: Um die schulmedizinsiche und notwendige Therapie nicht zu beeinträchtigen, kann es wichtig sein, das Immunsystem nicht zusätzlich zu aktivieren. Aus diesem Grund sind manche Heilpflanzen und Vitalstoffe zur unterstützenden Therapie ungeeignet. Sie könnten den Behandlungserfolg stören, indem sie die Wirkung schulmedizinischer Medikamente abschwächen.

Die ausgewählten Heilpflanzen und Vitalstoffe in diesem Kapitel kommen zumeist dann zum Einsatz, wenn der Krebs zwar „besiegt" wurde, aber trotzdem Beschwerden bestehen.

Schwellungen und Reizungen im Hals und im Rachenraum kommen nach einer Operation der Schilddrüse meist nur vorübergehend vor. Manchmal zeigen sie sich jedoch als hartnäckig und führen dann zu weiteren Beeinträchtigungen, etwa zu Schluckbeschwerden und dauerhaften Entzündungen. Um die Schwellung schneller abklingen zu lassen, können beispielsweise **Enzyme aus der Ananas** helfen. Selbst wenn die Schwellung schon über einen längeren Zeitraum besteht, muss sie nicht zu einem Dauerzustand werden: Richtig angewandt können auch hier die Enzyme aus der Ananas abschwellend wirken. Auch bei einem ständigen Kratzen im Hals oder leichten Schluckbeschwerden kann die Naturheilkunde helfen. Die Extrakte aus **Malvenblättern oder Malvenblüten** werden in der Erfahrungsmedizin schon lange angewendet. Sie haben einen angenehmen Geschmack und sind sehr gut verträglich.

Ein weiteres häufiges Problem, das während oder nach einer Schilddrüsenkrebserkrankung besteht, ist – aus nachvollziehbaren Gründen – seelischer Stress. Dieser führt wiederum häufig zu Müdigkeit und Abgeschlagenheit. Hier kann die **Rosenwurz** helfen. Die Heilpflanze hat den Vorteil, dass sie keine Wirkung auf das Immunsystem hat und darüber hinaus gut verträglich ist.

Bleiben Sie in Kontakt mit Ihrem behandelnden Arzt. Gerade wenn Sie zunehmende Schwierigkeiten beim Schlucken bemerken oder ein Kloßgefühl im Hals haben, sollten Sie Ihren Arzt kontaktieren.

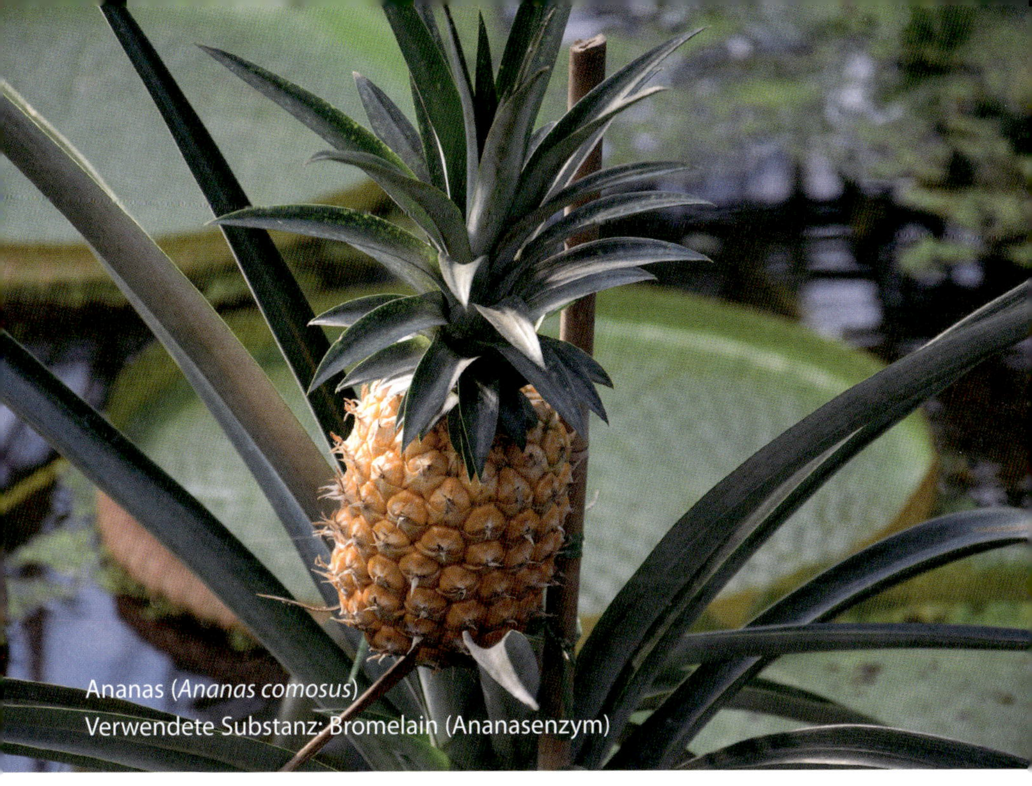
Ananas (*Ananas comosus*)
Verwendete Substanz: Bromelain (Ananasenzym)

Enzyme der Ananas nach einer Operation der Schilddrüse

Die Ananas (*Ananas comosus*) stammt ursprünglich aus Mittel- und Südamerika sowie Westindien. Sie enthält Enzyme, die als Bromelain bezeichnet und aus den unreifen Früchten gewonnen werden. Bromelain wird bei Schwellungen nach einer Operation oder einer Verletzung eingesetzt. Um mit Bromelain eine Wirkung zu erzielen, muss man große Mengen verzehren. Es reicht also nicht aus, Ananas zu essen.

Schwellungen im Halsbereich kommen bei einer Schilddrüsenkrebserkrankung häufig vor. Auch nach einem operativen Eingriff sind Schwellungen die Regel. Bromelain wirkt abschwellend und antientzündlich, indem es entzündungsfördernde Botenstoffe und deren Rezeptoren zerstört. Zudem kann Bromelain die Gefahr der Entstehung von Blutgerinnseln herabsetzen, da es eine blutverdünnende Wirkung hat.

Die Einnahme von Bromelain sollte mit der Ärztin oder dem Arzt abgesprochen sein.

Damit Bromelain in ausreichender Menge vom Körper aufgenommen werden kann, wird es in Form von Tabletten oder Kapseln eingenommen. Die Tagesdosis beträgt 80–320 mg Rohbromelain. Das entspricht der Menge von 200 bis 800 FIP-Einheiten (FIP = Federation Internationale Pharmaceutique). Die Einnahme kann auf zwei bis drei Portionen verteilt werden: Dadurch wird die Magen- und Darmverträglichkeit verbessert. Die Einnahmedauer sollte maximal zehn Tage betragen, es sei denn, die Ärztin/der Arzt hat eine längere Einnahmedauer empfohlen.

Präparate mit Bromelain (Auswahl)

- **Fertigarzneimittel:** Bromelain-POS® 500 F.I.P. Tabletten, Bromelaintabletten hysan®

Gegenanzeigen und Wechselwirkungen

Bei der Einnahme von Bromelain besteht eine verstärkte Blutungsneigung, wenn gleichzeitig Antikoagulanzien oder Thrombozytenaggregationshemmer eingenommen werden. Wenn gleichzeitig Antibiotika aus der Gruppe der Tetrazycline eingenommen werden, erhöht Bromelain die Aufnahme. Dadurch kann es zu einem Anstieg dieser Antibiotika im Blut und Urin kommen. Zudem kann es manchmal zu Magenbeschwerden und Durchfall kommen.

Eine Gegenanzeige ist außerdem eine bekannte Allergie gegenüber Ananas.

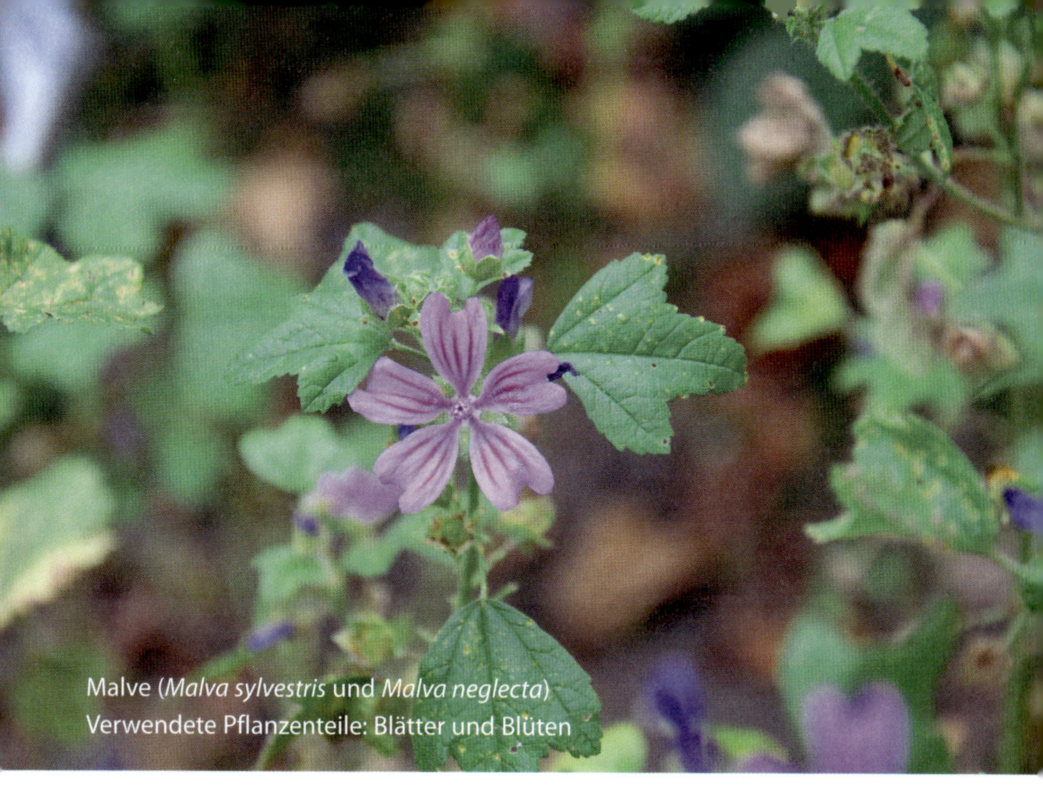
Malve (*Malva sylvestris* und *Malva neglecta*)
Verwendete Pflanzenteile: Blätter und Blüten

Malve gegen Schluckbeschwerden

Malven (*Malva sylvestris* und *Malva neglecta*) sind in Europa, Westasien und Nordafrika immer dort zu finden, wo die Umwelt (weitestgehend) intakt ist. Sie lieben lockere und nährstoffreiche Böden und bevorzugen einen windgeschützten Standort. Gegen das Kratzen im Hals und eine gereizte Schleimhaut im Mund und Rachen werden die Blätter und Blüten der Malve angewendet. Malvenblüten und Malvenblätter wurden von der Europäischen Arzneimittelagentur als traditionelles Arzneimittel eingestuft. Sie enthalten Schleimstoffe und Gerbstoffe. Zusätzlich speichern die Malvenblüten besondere Farbstoffe, die Anthocyane. Sie färben den Tee lilablau, wenn die Malvenblüten mit Wasser übergossen werden. Die Malvenblätter enthalten Flavonoide, denen eine entzündungshemmende Wirkung zugesprochen wird. Ob Sie Malvenblätter oder Malvenblüten anwenden, ist eine Frage der persönlichen Vorliebe.

Bei einer bestehenden Schilddrüsenkrebserkrankung, aber auch nach einer (Teil-)Entfernung der Drüse sind die Schleimhäute im Hals oft gereizt.

Auch das Schlucken kann schwerfallen, da der Tumor auf die Speiseröhre drücken kann. Malvenblüten und Malvenblätter sind in allen Fällen hilfreich, da sich ihre Schleimstoffe wie ein Gelfilm über die Oberfläche der Schleimhäute im Mund und Rachen legen. Dadurch wird die Oberfläche abgedichtet, und das Schlucken fällt leichter.

Die Wirksamkeit von Malvenblüten und Malvenblättern beruht auf jahrhundertelangen Erfahrungswerten. Studien am Menschen gibt es bislang keine. Aufgrund der langen Erfahrung und der guten Verträglichkeit kann die Heilpflanze zur Linderung der Symptome bei Schilddrüsenkrebs hilfreich sein.

Teezubereitungen aus Malvenblüten und Malvenblättern

Geben Sie 1–2 g (1–2 TL) Malvenblüten oder 1,8 g (1 TL) Malvenblätter (Apothekenqualität) in eine Tasse und übergießen sie mit 150 ml heißem Wasser. Ansatz zudecken, die Malvenblüten 10 Minuten, Malvenblätter 10–15 Minuten ziehen lassen, dann abfiltern. Täglich zwischen 2 und 3 Tassen im Tagesverlauf in kleinen Schlucken trinken.
Tipp! Bei angegriffener Schleimhaut in Mund und Rachen können Sie den Auszug für einige Sekunden im Mund halten, bevor Sie den Tee herunterschlucken. So verteilen sich die schützenden Schleimstoffe noch besser. Alternativ können Sie den Tee auch wieder ausspucken und nur zum Gurgeln verwenden. Dazu sollte er jedoch kalt sein.

Präparate mit Malvenblättern und Malvenblüten (Auswahl)

- **Tee:** Malvenblätter Tee Bombastus®, Bad Heilbrunner® Reizhusten Tee, Sidroga® Reizhustentee
- **Teemischung:** 14-Kräuter Tee Salus®, Husten- und Bronchialtee Klenk
- **Fertigarzneimittel (Kombinationspräparat):** Bronchial-Husten-Sirup Klosterfrau-Broncholind®, neo-angin® junior Halsschmerzsaft

Gegenanzeigen und Wechselwirkungen

Unerwünschte Wirkungen zu Malvenblüten und Malvenblättern sind nicht bekannt. Da es keine Studien zur Unbedenklichkeit gibt, sollten die Pflanzenextrakte vorsichtshalber nicht in der Schwangerschaft, Stillzeit und von Kindern unter 12 Jahren eingenommen werden.

Was Sie außerdem tun können

Gurgeln bei Heiserkeit

Die Heilpflanzenstoffe aus Eibisch, Isländisch Moos und Spitzwegerich können bei Heiserkeit und häufigem Räuspern helfen. Die Schleimstoffe aus diesen Pflanzen wirken ganz allgemein reizlindernd und schleimhautschützend. Kommen sie mit einer Schleimhautoberfläche in Kontakt, so breiten sie sich wie ein gelartiges Netz über diese aus. Die Rezepturen finden Sie im Kapitel 5 auf Seite 127.

Blutwertkontrolle

Nach einer Operation der Schilddrüse sollte die Vitamin D- und Kalzium-Versorgung engmaschig überwacht werden. Lassen Sie Ihre Blutwerte regelmäßig prüfen. Bei einem Mangel sollte dieser ausgeglichen werden. Die Dosis sollte dann in Absprache mit der Ärztin oder dem Arzt festgelegt werden.

Antioxidantien haben die Eigenschaft, freie Radikale abzufangen und damit Zellschädigungen zu vermindern. In hohen Dosierungen kehrt sich die Wirkung der Antioxidantien jedoch oft ins Gegenteil um. Sie wirken dann pro-oxidativ und können den oxidativen Stress noch weiter verschlimmern. Zudem vertragen sich einige Medikamente nicht mit Antioxidantien. Sprechen Sie die Einnahme von hoch dosierten Antioxidantien daher mit Ihrer Ärztin/Ihrem Arzt ab.

Ernährung und Lebensmittelzubereitung

Während und nach einer überstandenen Krebserkrankung ist es besonders wichtig, sich ausgewogen und gesund zu ernähren. Eine Ernährung, die reich an Gemüse, Obst, Proteinen und gesunden Fettsäuren ist, kann das persönliche Wohlbefinden fördern und die Genesung beschleunigen. Zudem beugt sie einem Muskelabbau und der Gefahr einer Mangelernährung vor. Idealerweise stehen täglich rund 500 g Gemüse, 250 g Obst und proteinreiche Lebensmittel wie Kichererbsen, Fisch und Eier auf dem Speiseplan. Fetter Fisch wie Lachs oder Hering trägt zudem zur Versorgung mit Omega-3-Fettsäuren bei. Aus Omega-3-Fettsäuren bildet der Körper entzündungshemmende Botenstoffe. Omega-3-Fettsäuren kommen aber nicht nur in Fisch vor, sondern auch in pflanzlichen Lebensmitteln wie Leinsamen und Leinöl. Trinken Sie außerdem reichlich, am besten Wasser, Saftschorle oder Kräutertee.

Bei Beschwerden im Hals- und Rachenraum fällt das Schlucken oft schwer. Folgende Tipps können helfen:

- Um die Speisen gleitfähiger zu machen, kann Öl, Sahne oder Crème fraîche untergerührt werden. Die Menge richtet sich nach der Portionsgröße, dem persönlichen Geschmacksempfinden und der Verträglichkeit.
- Reisnudeln, auch Glasnudeln genannt, sind leichter schluckbar als „normale“ Nudeln.
- Eier und Eierspeisen gleiten leichter in der Speiseröhre, wenn sie als Rührei oder Omelette zubereitet sind. Sie sollten aber nicht zu stark gewürzt sein: Insbesondere Salz wirkt reizend auf gereizte Schleimhäute. Wenn frische Küchenkräuter zum Würzen verwendet werden, sollten sie fein püriert werden. Sie können ansonsten im Hals stecken bleiben und die Beschwerden verschlimmern.
- Fisch, der gedünstet wurde, ist besonders zart. Dadurch gleitet er beim Schlucken leichter durch den Hals.
- Fleisch, das fein gemahlen oder gehackt ist, lässt sich leichter schlucken.
- Gemüse ist am besten zu schlucken, wenn es püriert ist. Aber auch gekochtes und feingehacktes Gemüse ist bei Beschwerden im Hals- und Rachenraum gut geeignet. Zu den am besten verträglichen Gemüsesorten gehören Möhren, Zucchini und Brokkoli.

- Reifes Obst, das wenig oder keine Säure enthält, ist besser geeignet als saure Obstsorten. Gut verträglich sind beispielsweise Bananen, Honigmelonen und Litchi.
- Avocados lassen sich direkt aus der Schale löffeln. Sie schmecken lecker und lassen sich gut schlucken, wenn sie reif sind.

Anhang

Hilfreiche Adressen

Fachgesellschaften

- Deutsche Gesellschaft für Endokrinologie: https: // www.endokrinologie.net
- Deutsche Gesellschaft für Nuklearmedizin e. V.: http: // www.nuklearmedizin.de

Selbsthilfegruppen und Patientenvereinigungen

- Bundesverband Schilddrüsenkrebs – Ohne Schilddrüse leben e.V.: www.sd-krebs.de
- C-Zell-Karzinom-online – Selbsthilfe-Forum speziell für Patienten mit medullärem Schilddrüsenkarzinom.: www.c-zell-karzinom-online.de
- Die Schmetterlinge e. V. – Schilddrüsenbundesverband: www.sd-bv.de
- Netzwerk Hypophysen- und Nebennierenerkrankungen e.V.: www.glandula-online.de
- Netzwerk Neuroendokrine Tumoren (NeT) e. V.: www.netzwerk-net.de
- Schilddrüsen-Liga Deutschland e. V.: www.schilddruesenliga.de

Literaturverzeichnis

Aid infodienst (Hrsg.): Vitamine und Mineralstoffe – eine starke Truppe. Bonn: aid infodienst 2014.

Antúnez P, Licht S: Vitamin C improves the apparent absorption of levothyroxine in a subset of patients receiving this hormone for primary hypothyroidism. RAEM. 2011; 48: 16–24.

Auernhammer C, Engelhard D, Göke B, et al.: Praxisbuch Endokrinologie und Stoffwechsel. München: Elsevier 2004.

Bacic-Vrca V, Skreb F, Cepelak I, et al.: The effect of antioxidant supplementation on superoxide dismutase activity, Cu and Zn levels, and total antioxidant status in erythrocytes of patients with Graves' disease. Clin Chem Lab Med. 2005; 43: 383–388.

Bär B et al.: Wolfstrapp. www.deutsche-apotheker-zeitung.de/daz-az/2000/daz-7-2000/uid-6280 [Stand: 13.08.2019].

Bäumler S.: Heilpflanzenpraxis heute. München: Elsevier 2007.

Beer A, Wiebelitz K, Schmidt-Gayk H: Lycopus europaeus (Gypsywort): Effects on the thyroidal parameters and symptoms associated with thyroid function. Phytomedicine. 2008; 15: 16–22.

Benvenga S, Amato A, Calvani M, et al.: Effects of carnitine on thyroid hormone action. Ann NY Acad Sci. 2004; 1033: 158–167.

Bley CH. I care Anatomie, Physiologie. Stuttgart: Thieme 2015.

Breese McCoy S: Coincidence of remission of postpartum Graves' disease and use of omega-3 fatty acid supplements. Thyroid Res 4, 16 (2011). https://doi.org/10.1186/1756-6614-4-16

Bundesinstitut für Arzneimittel und Medizinprodukte (BfArM): Beta-Carotin-haltige Arzneimittel zur inneren Anwendung. www.bfarm.de/SharedDocs/Downloads/DE/Arzneimittel/Pharmakovigilanz/Risikoinformationen/RisikoBewVerf/a-f/betacarotin-anhoerung.pdf?__blob=publicationFile&v=3 [Stand: 31.07.2019].

Bundesinstitut für Arzneimittel und Medizinprodukte (BfArM): Bromelainum (Bromelain). https://buecher.heilpflanzen-welt.de/BGA-Kommission-E-Monographien/bromelainum-bromelain.htm [Stand: 29.08.2019].

Dawid-Pać R: Medicinal plants used in treatment of inflammatory skin diseases. Postepy Dermatol Alergol. 2013; 30: 170–177.

Deters A, Zippel J, Hellenbrand N, et al.: Aqueous extracts and polysaccharides from Marshmallow roots (Althea officinalis L.): cellular internalisation and stimulation of cell physiology of human epithelial cells in vitro. J Ethnopharmacol. 2010; 127: 62–69.

Deutsche Gesellschaft für Ernährung. Referenzwert Eisen / Referenzwert Jod / Referenzwert Selen / Referenzwert Vitamin D / Referenzwert Zink. www.dge.de/wissenschaft/referenzwerte [Stand: 02.02.2020]

Deutsches Museum: Die „Humani Corporis Fabrica". https://www.deutsches-museum.de/bibliothek/unsere-schaetze/medizin/vesalius/die-humani-corporis-fabrica [Stand: 31.10.2018].

Europaean Food Safety Authority: Tolerable upper intake levels for vitamins and minerals. www.efsa.europa.eu/sites/default/files/efsa_rep/blobserver_assets/ndatolerableuil.pdf [Stand: 27.08.2019].

European Medicines Agency (EMA). Assessment report on Althaea officinalis L., radix. 2015 / Leonurus cardiaca L., herba. 2010 / Malva sylvestris L. and/or Malva neglecta Wallr., folium and Malva sylvestris L., flos. 2018 / Passiflora incarnata L., herba. 2014 / Plantago ovata Forssk., seminis tegumentum 2013 Rhodiola rosea L., rhizoma et radix 2011 / https://www.ema.europa.eu/en/documents/herbal-report/en. URTICA DIOICA L., AND URTICA URENS L., HERBA 2008 / https://www.ema.europa.eu/en [Stand: 27.02.2020].

European Medicines Agency (EMA). Community herbal monograph on Althaea officinalis L., radix. 2016 / ISPAGHULA HUSK (PLANTAGO OVATA, TEGUMENTUM 2005 / Juglans regia L., folium. 2013 / Leonurus cardiaca L., herba. 2010 / Malva sylvestris L., flos. 2016 / Malva sylvestris L. and/or Malva neglecta Wallr., folium. 2018 / Plantago lanceolata L., folium. 2014 / Rhodiola rosea L., rhizoma et radix. 2012 / URTICA DIOICA L. AND URTICA URENS L., HERBA. 2008. https://www.ema.europa.eu/en [Stand: 27.02.2020].

Fan Y, Xu S, Zhang H et al.: Selenium Supplementation for Autoimmune Thyroiditis: A Systematic Review and Meta-Analysis. Int J Endocrinol. Volume 2014, Article ID 904573. https://doi.org/10.1155/2014/904573 [Stand: 21.08.2019].

Feldkamp J: Morbus Basedow und Hashimoto-Thyreoitdits. Pharmazeutische Zeitung 6/2006. www.pharmazeutische-zeitung.de/ausgabe-062006/morbus-basedow-und-hashimoto-thyreoiditis [Stand: 23.08.2019].

Furger P: Labor quick. Stuttgart: Thieme 2009.

Gärtner R, Gasnier B, Dietrich J, et al.: Selenium supplementation in patients with autoimmune thyroiditis decreases thyroid peroxidase antibodies concentrations. J Clin Endocrinol Metab. 2002; 87: 1687–1691.

Gröber U: Mironährstoffe – Metabolic Tuning – Prävention – Therapie. Stuttgart: Wissenschaftliche Verlagsgesellschaft 2011.

Gröber U: Mikronährstoffe im Leistungssport. Deutsche Apotheker Zeitung. 2006; 23: 2884–2890.

Gupta V et al.: Membrane-damaging potential of natural L-(-)-usnic acid in Staphylococcus aureus. Eur J Clin Microbiol Infect Diss. 2012; 31: 3375–3383.

Hajhashemi V, Klooshani V: Antinociceptive and anti-inflammatory effects of Urtica dioica leaf extract in animal models. Avicenna J Phytomed. 2013; 3: 193–200.

Hamsch D: Physiologie. München: Urban & Fischer 2009.

Helms S, Miller A: Natural Treatment of Chronic Rhinosinusitis. Alternative Medicine Review. 2006; 11: 196–207.

Heseker B, Heseker H. Nährstoffe in Lebensmitteln. 3. Auflage, Umschau Zeitschriftenverlag, Sulzbach im Taunus 2007

Herrmann F, Müller P, Lohmann T, et al.: Endokrinologie für die Praxis. Stuttgart: Thieme 2008

Hotze LA, Schumm-Draeger PM: Schilddrüsen-Krankheiten. Berlin: Berliner Medizinische Verlagsangstalt 2003.

Jabber A, Yawar A, Waseem S, et al.: Vitamin B12 deficiency common in primary hypothyroidism. J Pak Med Assoc. 2008; 58: 258–261.

Jacob M: Dr. Jacobs Weg. Heidesheim: Nutricamedia Verlag 2013.

Johner SA, Günther AL, Rerner T: Current Trends of 24-h urinary iodine excretion in German schoolchildren an the importance of iodised salt in processed foods. Br. J Nutr. 2011; 106 (11): 1749–1756.

Jubiz W, Ramirez M: Effect of vitamin C on the absorption of levothyroxine in patients with hypothyroidism and gastritis. J Clin Endocrinol Metab. 2014; 99 (6): E1031-4.

Kempe C et al.: Icelandic moss lozenges in the prevention or treatment of oral mucosa irritation and dried out throat mucosa. Larynogrhinootoloige. 1997; 76: 186–188.

Kryczyk J, Zagrozki P: Selenium in Graves' disease. Postepy Hig Med Dosw. 2013; 67: 491–498.

Krysiak R, Szkróbka W, Okopień B: The Effect of Vitamin D on Thyroid Autoimmunity in Levothyroxine-Treated Women with Hashimoto's Thyroiditis and Normal Vitamin D Status. Exp Clin Endocrinol Diabetes. 2017; 125: 299–233.

Lorenz GJ: Der Einfluss von Eisenmangel auf die Schilddrüsenfunktion. Eine retrospektive Querschnittsstudie. Dissertation zum Erwerb des Doktorgrades der Medizin an der Medizinischen Fakultät der Ludwig-Maximilians-Universität zu München. 2009 https://edoc.ub.uni-muenchen.de/10485/1/Lorenz_Gernot_Johannes.pdf [Stand: 14.11.2018].

Marinò M, Dottore G, Leo M et al.: Mechanistic Pathways of Selenium in the Treatment of Graves' Disease and Graves' Orbitopathy. Horm Metab Res. 2018; 50 (12): 887–893

Marischler C: Endokrinologie. München: Urban & Fischer 2007.

Markel J (Hrsg.): Purves Biologie. Heidelberg: Spektrum Akademischer Verlag 2011.

Mazokopakis E, Papadakis J, Papadomanolaki M, et al.: Effects of 12 months treatment with L-selenomethionine on serum anti-TPO Levels in Patients with Hashimoto's thyroiditis. Thyroid. 2007; 17: 609–612.

Mincer D, Jialal I: Hashimoto Thyroiditis. StatPearls Publishing 2019. https://www.ncbi.nlm.nih.gov/books/NBK459262 [Stand: 21.08.2019].

NN: Bromelain Monograph. Alternative Medicine Review. 2010; 15: 361–368.

Öztürk Ü, Vural P, Özderya A, et al.: Oxidative stress parameters in serum and low density lipoproteins of Hashimoto's thyroiditis patients with subclinical and overt hypothyroidism. Int Immunopharmacol. 2012; 14: 349–352.

Rotondo Dottore G, Ionni I, Menconi F et al.: Antioxidant effects of β-carotene, but not of retinol and vitamin E, in orbital fibroblasts from patients with Graves' orbitopathy (GO). J Endocrinol Invest. 2018; 41: 815–820.

Schek A: Ernährungslehre kompakt. Sulzbach im Taunus: Umschau Zeitschriftenverlag 2011.

Schlicher H: Leitfaden Phytotherapie. München: Elsevier 2016.

Ucan B, Sahin M, Sayki Arslan M et al.: Vitamin D Treatment in Patients with Hashimoto's Thyroiditis may Decrease the Development of Hypothyroidism. Int J Vitam Nutr Res. 2016; 86: 9–17.

Wichmann J, Winther K, Bonnema S et al.: Selenium Supplementation Significantly Reduces Thyroid Autoantibody Levels in Patients with Chronic Autoimmune Thyroiditis: A Systematic Review and Meta-Analysis. Thyroid. 2016; 26: 1681–1692.

Wiersinga WM: Clinical Relevance of Environmental Factors in the Pathogenesis of Autoimmune Thyroid Disease. Endocinol Metab (Seoul). 2016; 31 (2): 213–22.

World Health Organization, Unicef, ICCIDD: Assessment of iodine deficiency disorders and monitoring their elimination. 3. edition 2007. http://apps.who.int/iris/bitstream/handle/,10665/43781/9789241595827_eng.pdf;jsessionid=B306D7F1B35508C1B09ED3362A906293?sequence=1 [Stand: 14.11.2018].

World Health Organization: WHO Monographs on Selected Medicinal Plants, Vol. 2, 2004. https://apps.who.int/medicinedocs/pdf/s4927e/s4927e.pdf [Stand: 09.05.2019].

Van Zuuren E, Ablusta A, Fedorowicz Z et al.: Selenium supplementation for Hashimoto's thyroiditis (Review). Cochrane Database Syst Rev. 2013;(6): CD010223. doi: 10.1002/14651858.CD010223.pub2 [Stand: 21.08.2019].

Zheng H, Wei J, Wang L et al.: Effects of Selenium Supplementation on Graves' Disease: A Systematic Review and Meta-Analysis. Evid Based Complement Alternat Med. 2018; 2018: 3763565. doi: 10.1155/2018/3763565. eCollection 2018 [Stand: 24.07.2019]

Zimmermann M, Schurgast H, Burgenstein UP: Burgenstein Handbuch Nährstoffe. Stuttgart: Trias 2012.

Zubeldia J, Nabi H, Jiméenz del Rio M et al.: Exploring new applications for Rhodiola rosea: can we improve the quality of life of patients with short-term hypothyroidism induced by hormone withdrawal? J Med Food. 2010; 13: 1287–1292.

Die Autorin

Dr. Nadine Berling-Aumann ist Ökotrophologin (Haushalts- und Ernährungswissenschaftlerin) und hat in theoretischer Medizin über Tibetische Medizin und Heilpflanzen promoviert. Sie arbeitete lange als niedergelassene Ernährungstherapeutin und ist als Fachbuchautorin mit den Schwerpunkten Naturheilkunde und Ernährung tätig.

Ihr Werdegang verlief zunächst ganz anders. In den 1990er Jahren machte sie eine pharmazeutisch kaufmännische Ausbildung und arbeitete einige Jahre in einer Apotheke. Anschließend studierte sie Ökotrophologie in Osnabrück und erhielt im Jahr 2001 die Chance, über eine Partnerorganisation der UNESCO ein Praxissemester bei einem tibetischen Arzt in Nepal zu absolvieren.

Aus diesem Praxissemester entstanden verschiedene spannende Projekte zur Tibetischen Medizin und tibetischen Heilpflanzen, die sie durch die Förderung der Carstens-Stiftung durchführen konnte. In den darauffolgenden 10 Jahren forschte und arbeitete sie in Nepal, Indien und Deutschland. Ihre Arbeit wurde von Frau Prof. Dr. Claudia Witt und Frau Prof. Elisabeth Leicht-Eckardt begleitet. Sie spricht über diese Jahre, ohne die ihr Lebensweg anders verlaufen wäre, mit Dankbarkeit und nennt sie ein Privileg.

2011 kehrte Nadine Berling-Aumann zurück nach Deutschland und beschäftigte sich neben der Tibetischen Medizin verstärkt mit der europäischen Heilpflanzenkunde (Phytotherapie) und Ernährungskrankheiten, bevor sie sich auf ihre Tätigkeit als Autorin spezialisierte.

Der Autor

Dr. Adji Widjaja ist Facharzt für Innere Medizin und seit 2005 in eigener Praxis in Cloppenburg, Niedersachen tätig. Er hat seine Schwerpunktbezeichnung Endokrinologie und Gastroenterologie an der Medizinischen Hochschule in Hannover und am Klinikum in Oldenburg erworben. Als Stipendiat des Deutschen Akademischen Austauschdienstes studierte und forschte er ein Jahr an der Yale Universität in den USA. Als Postdoktorand war er zudem an den Diabetes Research Laboratories in Oxford, England tätig.

Die Buchreihe Naturheilkunde fundiert im KVC Verlag

Martin Müller-Stahl, Dirk-Ingo Wolfrum
Motivation zur Hoffnung, für Krebskranke, Angehörige, Pflegende und Ärzte
(3. Auflage 2014)

Anna Paul, Andreas Michalsen (Hrsg.)
Natürlich herzgesund – Ein Ratgeber für Menschen mit koronarer Herzkrankheit (2008)

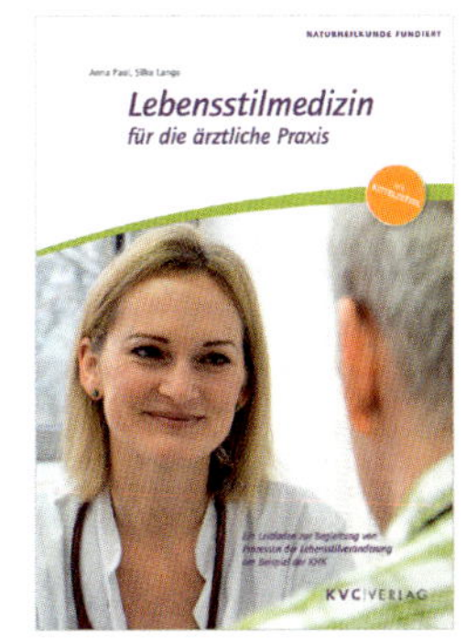

Anna Paul, Silke Lange
Lebensstilmedizin für die ärztliche Praxis – Ein Leitfaden zur Begleitung von Prozessen der Lebensstilveränderung am Beispiel der KHK (2013)

Brigitte Schüler
Altersabhängige Makuladegeneration – Naturheilkundliche Hilfe zur Vorbeugung und Behandlung (3. Auflage 2017)

Ilse Strempel
Keine Angst vor Grünem Star – Ein Buch für Patienten: Ursachen – Hintergründe – Begleittherapie, mit Entspannungs-CD (5. Auflage 2018)

Ilse Strempel
Das andere Augenbuch. Seele und Sehen – ein Leitfaden für Betroffene
(3. Auflage 2018)